Klassiker der Kunstgeschichte

Ernst H. Gombrich

Kunst und Fortschritt

Wirkung und Wandlung einer Idee

DUMONT

Umschlagabbildung: Michelangelo, Die Erschaffung Adams (Detail). 1511, Fresko in der Sixtinischen Kapelle, Vatikan, Rom (Zustand nach der Restaurierung). Foto: Monumenti Musei e Gallerie Pontificie, Città del Vaticano, A. Bracchetti/P. Zigrossi 1992
Umschlaggestaltung: Groothuis + Malsy, Bremen

Die Deutsche Bibliothek – CIP-Einheitsaufnahme

Klassiker der Kunstgeschichte. – Nachdr. – Köln : DuMont.
ISBN 3-7701-3820-1

Gombrich, Ernst H.: Kunst und Fortschritt. – Nachdr. der 2. Aufl. der Ausg. Köln, DuMont, 1987. – 1996

Gombrich, Ernst H.:
Kunst und Fortschritt: Wirkung und Wandlung einer Idee / Ernst H. Gombrich. [Die Übers. aus dem Engl. besorgte Ernst H. Gombrich selbst]. – Nachdr. der 2. Aufl. der Ausg. Köln, DuMont, 1987. – Köln : DuMont, 1996
(Klassiker der Kunstgeschichte)
Einheitssacht.: The ideas of progress and their impact on art ‹dt.›
Auch als: DuMont-Kunst-Taschenbuch ; Bd. 70
ISBN 3-7701-3820-1

Sonderausgabe als Teil der Kassette »Klassiker der Kunstgeschichte«

Nachdruck der 2. Aufl. 1987 des 1978 im DuMont Buchverlag erschienenen Bandes 70 der DuMont Kunst-Taschenbücher

Die beiden Vorträge erschienen 1971 unter dem Titel »The Ideas of Progress and their Impact on Art« als Sonderdruck in 1000 Exemplaren in New York, hrsg. von The Cooper Union School of Art and Architecture. Die Übersetzung aus dem Englischen besorgte Prof. Dr. Ernst H. Gombrich selbst.

Druck: Rasch, Bramsche
Buchbinderische Verarbeitung: Bramscher Buchbinder Betriebe

Printed in Germany ISBN 3-7701-3820-1

George Boas zum 80. Geburtstag

Vorwort

Diese Schrift gründet sich auf zwei Vorträge, die der Verfasser im Frühjahr 1971 auf Einladung der Mary Duke Biddle Stiftung unter dem Titel »Ideas of Progress and their Impact on Art« an der School of Art and Architecture der Cooper Union in New York gehalten hat. Der große Vortragssaal aus dem Jahre 1859, der den Rahmen abgab, ist eine historische Stätte, an der seinerzeit Abraham Lincoln sprach. Die Cooper Union ist nämlich eine der ältesten Volksbildungsanstalten ihrer Art; sie wurde im Jahre 1857 von Peter Cooper »zur Förderung der Wissenschaften und Künste« gegründet, und das gewählte Thema bezieht sich demnach auf dieses Leitmotiv. Wer immer sich mit dieser Materie beschäftigt, schuldet dem Philosophen und Historiker George Boas Dank, dessen mit Arthur O. Lovejoy verfaßte grundlegende Studien zur Geschichte des Primitivismus wesentliche Einsichten erschlossen haben. Ihm ist denn auch diese Arbeit in freundschaftlicher Verehrung gewidmet.

Der englische Text der Vorträge wurde in schöner Ausstattung gedruckt und von der Stiftung an Freunde und Gönner der Institution verteilt, kam aber nicht in den Buchhandel. Die vorliegende vom Verfasser besorgte Bearbeitung und deutsche Übersetzung ist demnach eine Erstveröffentlichung.

London, Juli 1978 E. H. G.

I Vom Klassizismus zum Primitivismus

Wir stehen mitten in einer Krise des Fortschrittsglaubens. Dennoch läßt sich der Fortschrittsbegriff nicht aus unserem Leben wegdenken[1]. Man weiß, in welchem Ausmaß er auch heute die politischen Ideen und Parteien polarisiert. Hier sind wir noch immer die Erben des 19. Jahrhunderts, das seinerseits im Banne der Französischen Revolution stand. Das politische Spektrum spiegelte und spiegelt den Sitzplan der Nationalversammlung der Revolutionsjahre. Wer sich auf der Seite der unwiderstehlichen Kräfte des Fortschritts sah, gehörte zur Linken; zur Rechten gehörten die, die zur Vorsicht mahnten und die sich selbst als Konservative bezeichneten, während ihre Gegner sie Reaktionäre nannten. Wir haben zu unserem Schaden erlebt, daß dieses einfache Diagramm selbst in der Politik die komplizierte Realität mancher Situationen verzerrt und verfälscht. In der Geschichte der Kunstkritik hat der Fortschrittsgedanke noch mehr Verwirrung angestiftet. Wen würde es überraschen, einen passionierten Radikalen sagen zu hören, daß das Ideal eines Fortschritts in der Kunst an sich schon reaktionär ist. Kunst muß spontan sein und sich weder um die Vergangenheit noch um die Zukunft scheren. Kunstwerke — wenn man sie noch so nennen will — können niemals in ansteigender Linie aufgereiht werden, denn sie sind ihrem Wesen nach inkommensurabel. So ist es nur scheinbar paradox, daß ein Kunstkritiker sich desto fortschrittlicher vorkommt, je mehr er leugnet, daß es einen Fortschritt in der Kunst gibt. Selbst in der heutigen Kunstgeschichtsschreibung wird der Begriff des Fortschritts gerne vermieden. Wir sind über ihn hinaus, wie auch über den des Verfalls. Jeder Student weiß schon im ersten Jahr, daß Michelangelo nicht besser ist als Giotto, sondern nur anders. Ich bin der gleichen Ansicht, aber es scheint mir doch der Mühe wert, die verschiedenen Auffassungen des Fortschrittsbegriffs auseinanderzuhalten, die zu einer gewissen Sprachverwirrung geführt haben. Offenkundig sind im Lauf der Zeit verschiedene Begriffe durcheinander geraten, und es kann vielleicht nichts schaden zu versuchen, sie wieder einzeln herauszupräparieren. Es muß kaum betont werden, daß es hier bloß um ein Diagramm gehen kann, um ein Orientierungsschema. Jedes solche Schema ist eine Vereinfachung, aber das gilt schließlich für jede historische Darstellung, und meine Kapiteltitel zeigen ja an, daß ich meinen Diagrammen die Form einer historischen Darstellung gegeben habe.

Wie immer, muß man auch hier mit der Antike beginnen. Stammt doch der Fortschrittsgedanke in der Kunst, so wie die meisten Leitgedanken der Kunstkritik, aus dem klassischen Altertum. Der griechische Schriftsteller Duris von Samos gilt als der erste, der die Geschichte des Aufstiegs der griechischen Plastik und Malerei als eine fortschreitende Entwicklung dargestellt hat; und obwohl seine Schriften verloren sind, so ist uns doch das Wesentliche bei einflußreichen römischen Autoren erhalten, wie etwa bei Plinius, Cicero und Quintilian[2]. Die Reihe von vier Jünglingsgestalten, die hier abgebildet ist (Abb. 1—4), muß als Diagramm genügen, um den Fortschritt der griechischen Plastik zu veranschaulichen. Die archaische Kunst des 6. Jahrhunderts war hart und steif (Abb. 1); Polyklet im 5. Jahrhundert erarbeitete den Kanon der griechischen Proportionen und der Bewegung (Abb. 2); Praxiteles im 4. Jahrhundert fügte die Grazie hinzu (Abb. 3); und Lysippos, ein Zeitgenosse Alexanders des Großen, blieb unübertroffen in der Naturnachahmung (Abb. 4). Gewiß sind heutzutage viele versucht, diese Auffassung vom Fortschritt anzufechten und die Serie lieber umgekehrt zu lesen, denn sie ziehen die archaische Figur dem naturalistischen Stil des späten 4. Jahrhunderts vor.

Es darf vorgreifend bemerkt werden, daß es in diesem Abschnitt gerade um den Ursprung dieser Reaktion zugunsten der früheren, primitiveren Stile geht. Aber zuerst muß die Auffassung vom Fortschritt klar formuliert werden, die dieser Serie zugrunde liegt. Kurz gesagt, stellt sie die Bildhauerkunst mit der Fertigkeit der Naturnachahmung, der Mimesis, gleich. Die Griechen hatten nur ein Wort und einen Begriff für Kunst und Technik, den Begriff der

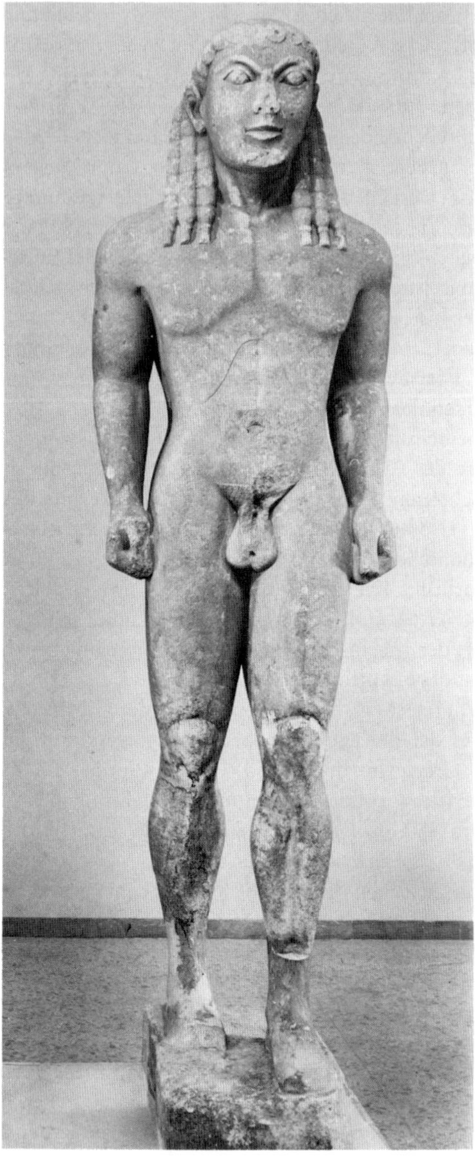

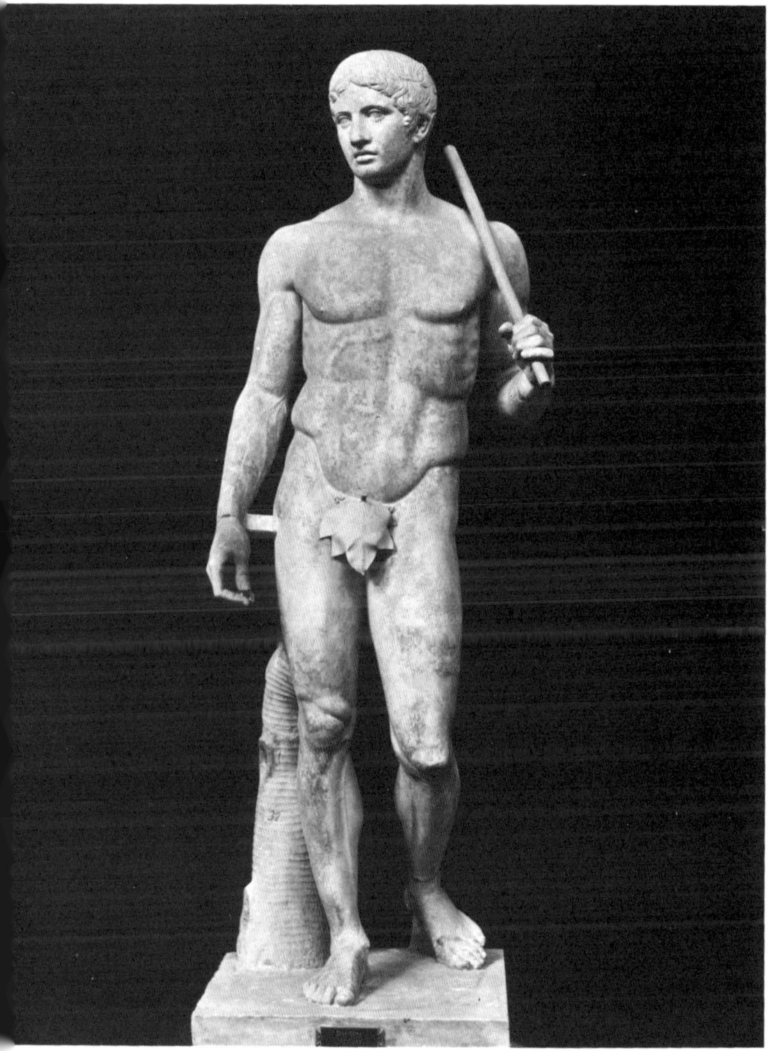

Polyklet, Doryphoros. 5. Jh. v. Chr. (römische Kopie) Neapel, Museo Nazionale

Statue eines Jünglings (Cleobis oder Biton). 6. Jh. v. Chr. Delphi, Museum

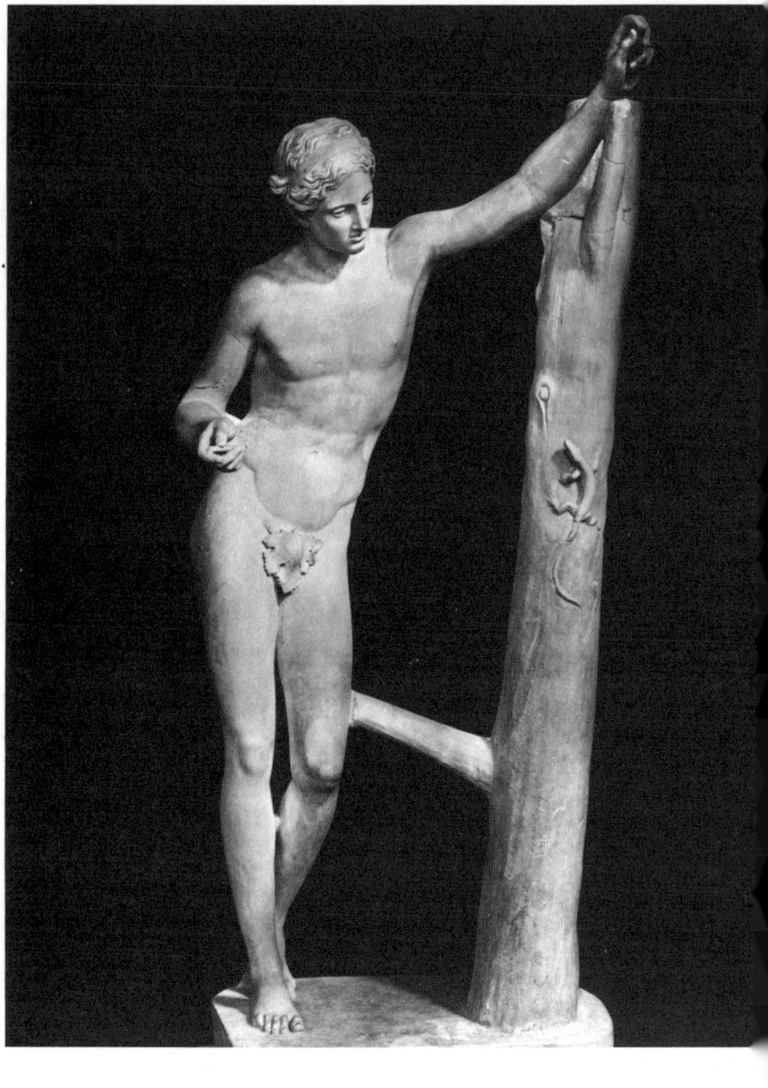

3 Praxiteles, Apollo Sauroktonos. 4. Jh. v. Chr. (römische Kopie) Rom, Musei Vaticani

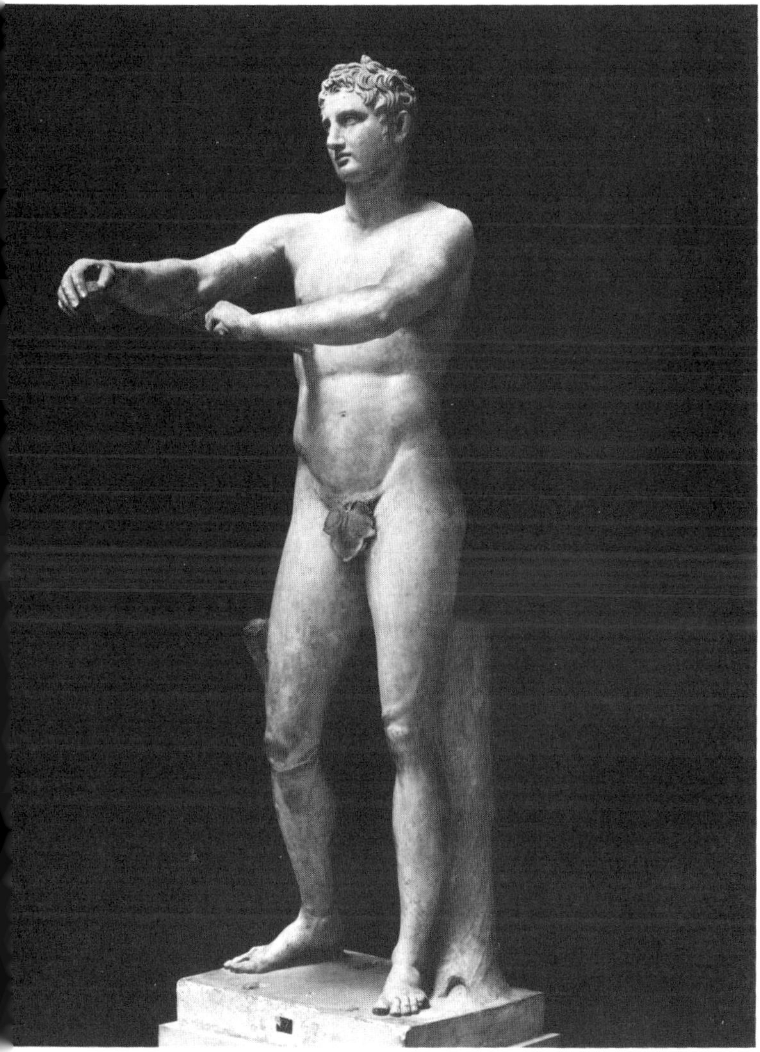

Lysippos, Apoxyomenos. 4. Jh. v. Chr. (römische Kopie) Rom, Musei Vaticani

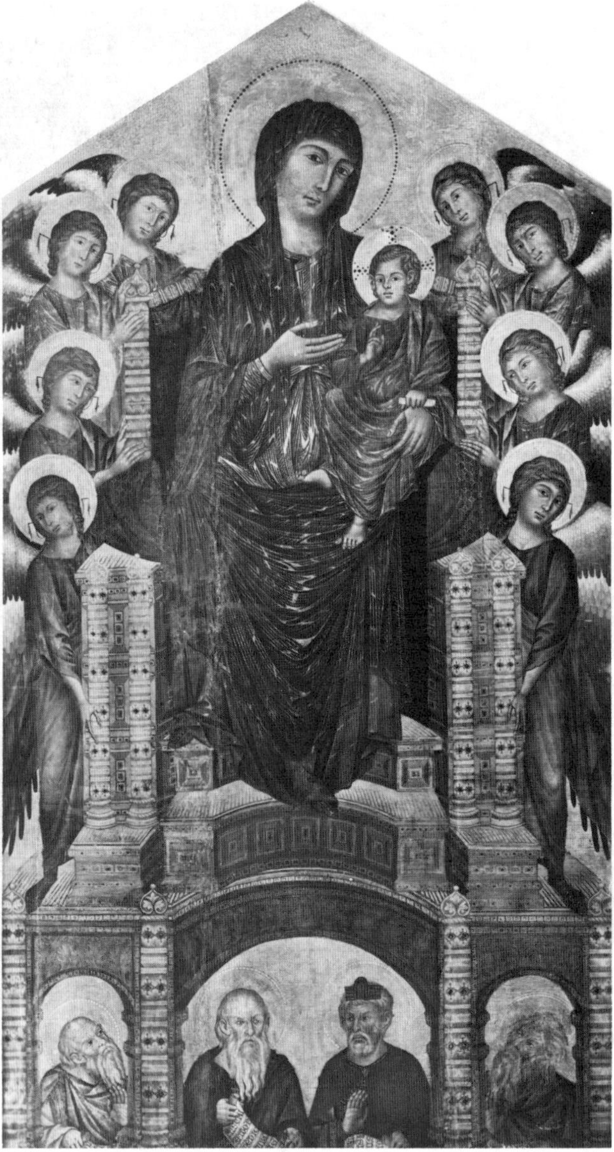

techne, und die Geschichte der Kunst war für sie definitionsgemäß die Geschichte technischen Könnens.

Als der florentinische Maler Vasari, ein jüngerer Zeitgenosse Michelangelos, es unternahm, die Geschichte seiner künstlerischen Ahnen zu schreiben, war er so überrascht wie erfreut zu sehen, daß ihm das Schema der antiken Schriftsteller ein Ordnungsprinzip zur Hand gab, mit dessen Hilfe sich auch die Entwicklung beschreiben ließ, die er als die Wiedergeburt und den Aufstieg der Künste in seinem Vaterlande Italien auffaßte. Die Geschichte hatte sich wiederholt. Die zwei Zyklen entsprachen einander genau[3]. Vasaris berühmte Künstlerbiographien (1550) bestehen aus drei Teilen. Sie beschreiben den Fortschritt der Kunst nach ihrem Untergang im finsteren Mittelalter, als nur die byzantinischen Griechen, die Lehrer des Cimabue (Abb. 5), einen schwachen Lebensfunken in ihrer Kunstweise bewahrten, die auf Vasari plump und häßlich wirkte. Um 1300 war ihr Bann gebrochen, und von dann an gab es einen Fortschritt vom Guten zum Besseren und vom Besseren zum Besten. Die Kunst des Giotto (Abb. 6) repräsentiert die erste Stufe, im 14. Jahrhundert, nämlich die Fertigkeit, Raum und Bewegung zu veranschaulichen. Die Kunst des Masaccio (Abb. 7) war bahnbrechend für den Stil des 15. Jahrhunderts mit seiner Beherrschung der Perspektive und des Lichts. Mit Leonardo und Raffael (Abb. 8) erreichen wir den vollkommenen Stil, der im 16. Jahrhundert blühte. Die letzten Spuren von Härte weichen einer Meisterschaft, in der Schönheit und Grazie triumphieren.

Es braucht kaum erwähnt zu werden, daß genau wie bei der antiken Kunst vielen Vasaris Wertmaßstäbe unerträglich naiv erscheinen. Man hat ihm immer wieder vorgeworfen, daß er die künstlerische Vollendung mit der Fertigkeit der Naturnachahmung identifiziert. Erst vor kurzem hat Professor Alpers gezeigt, daß dieser Vorwurf auf einem unzureichenden Verständnis von Vasaris Kunstbegriff beruht[4]. Man könnte ihn als einen instrumentalistischen Begriff charakterisieren. Die Malerei ist ihm zugestandener-

◀ 5 Giovanni Cimabue, Thronende Madonna mit dem Kind, Engeln und vier Propheten. Um 1280/85. Tempera auf Holz, 385 x 223 cm. Florenz, Uffizien

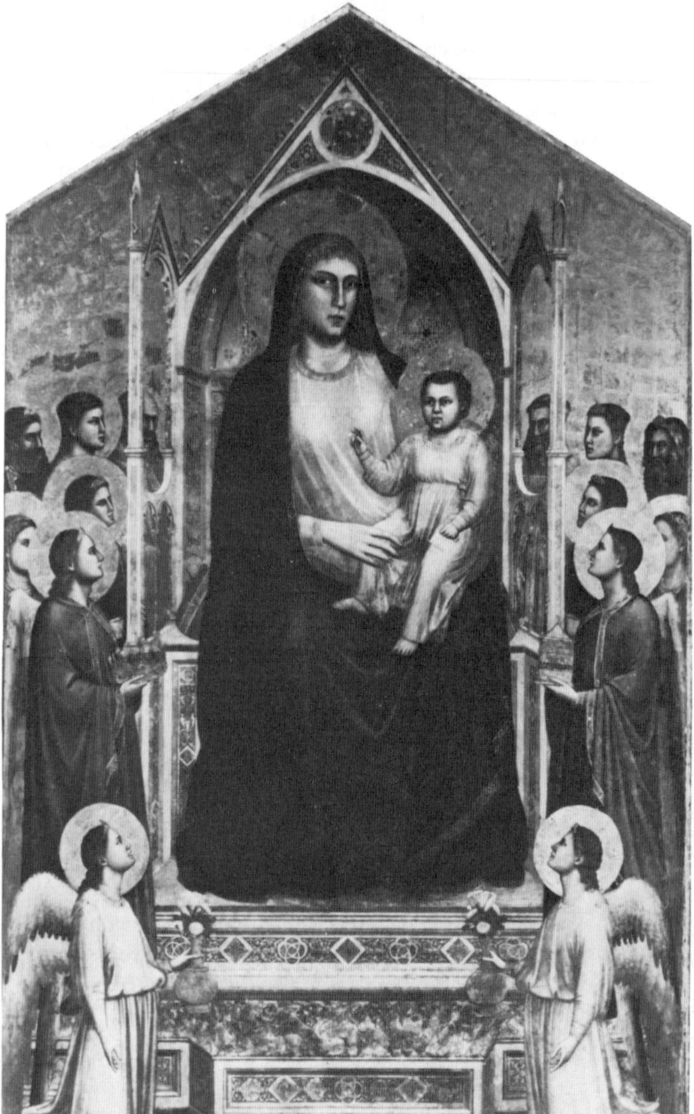

6 Giotto, Madonna di Ognissanti. Um 1310. Tempera auf Holz, 325 x 204 cm. Florenz, Uffizien

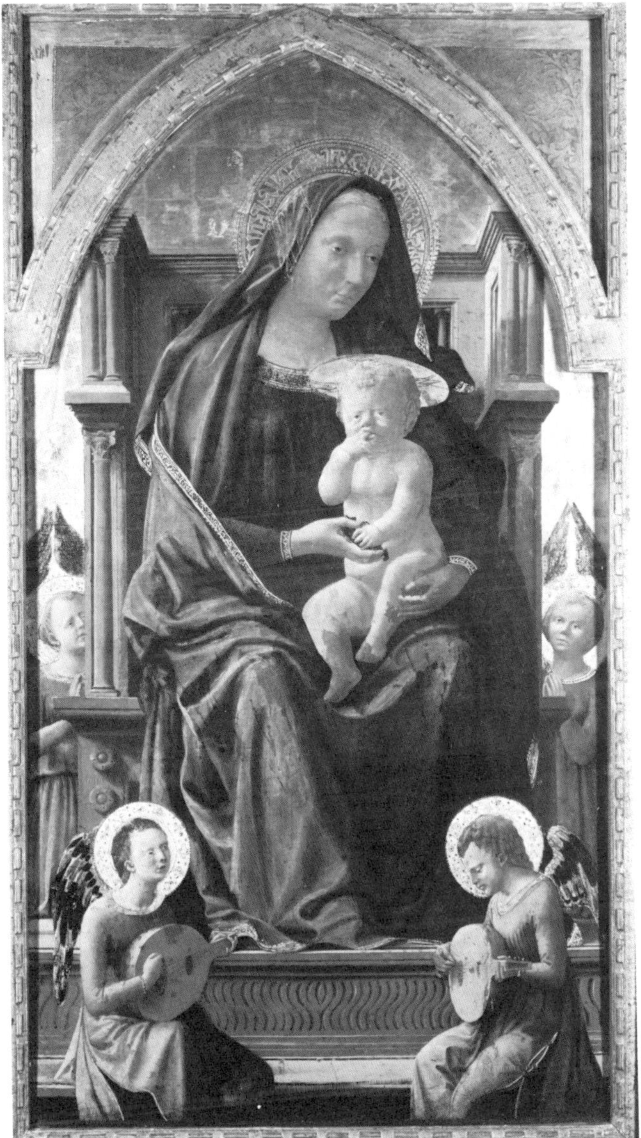

maßen eine technische Fertigkeit, aber wie jede solche Fertigkeit muß sie einem Zweck dienen. Der Zweck der christlichen Kunst besteht darin, die heiligen Gestalten und vor allem die heiligen Geschichten dem Beschauer überzeugend und ergreifend vor Augen zu stellen und ihn dadurch gleichsam zum Zeugen der Taten und Leiden der Heiligen oder auch der antiken Helden zu machen, über die er nachsinnen soll. Der Eindruck der Körperhaftigkeit, die Beherrschung der Perspektive oder des Lichts, die Fähigkeit, übernatürliche Schönheit zur Anschauung zu bringen, sind nicht Selbstzweck, sie stehen im Dienste der Funktion, die die Kultur der Malerei und der Plastik zugewiesen hat. Sobald man diese Voraussetzung annimmt, ist es nicht mehr naiv zu sagen, daß Raffaels Veranschaulichung der Predigt des Hl. Paulus in Athen (Abb. 9), sein Karton für die Tapisserien-Serie für die Sixtinische Kapelle, diesem Zweck vollkommener entspricht als die Darstellung der Predigt des Hl. Johannes vom Gewölbemosaik des Florentiner Baptisteriums (Abb. 10), das Vasari dem Andrea Tafi zuschreibt und dem er nur sehr eingeschränktes Lob erteilt. Raffael, um es grob zu sagen, gestattet es uns, das weltbewegende Ereignis gleichsam vor uns zu sehen, als der Apostel im ehrwürdigen Zentrum der heidnischen Philosophie das Evangelium verkündete. Er zeigt uns nicht nur den Schauplatz, wir können auch jeden seiner Hörer ins Auge fassen und uns Gedanken darüber machen, wie er die Frohe Botschaft aufnimmt. Verglichen mit dieser Komposition kann man das byzantinisierende Mosaik einer früheren Phase als eine Art von Bilderschrift bezeichnen. Hier steht der Täufer fünf Männern gegenüber und hält in seiner Rechten ein Spruchband mit den lateinischen Worten »die Stimme des Predigers in der Wüste«. Natürlich glaubte niemand, daß der Täufer bei seinen Predigten eine solche Rolle in der Hand hielt; das Bild soll an den biblischen Bericht erinnern und erhebt dabei durchaus keinen Anspruch, eine anschauliche Rekonstruktion zu sein. Man darf ihm nicht dieselben Fragen stellen, die man an Raffaels Darstellung richten kann.

Wir haben jedes Recht, Vasari vorzuwerfen, er sei unfähig oder unwillig gewesen, den Zweck der symbolischen Bildauffassung des

◄ 7 Masaccio, Maria mit Kind. Mitteltafel des Polyptychons für S. Maria del Carmine, Pisa. 1426. Öl auf Holz, 136 x 73 cm. London, National Gallery

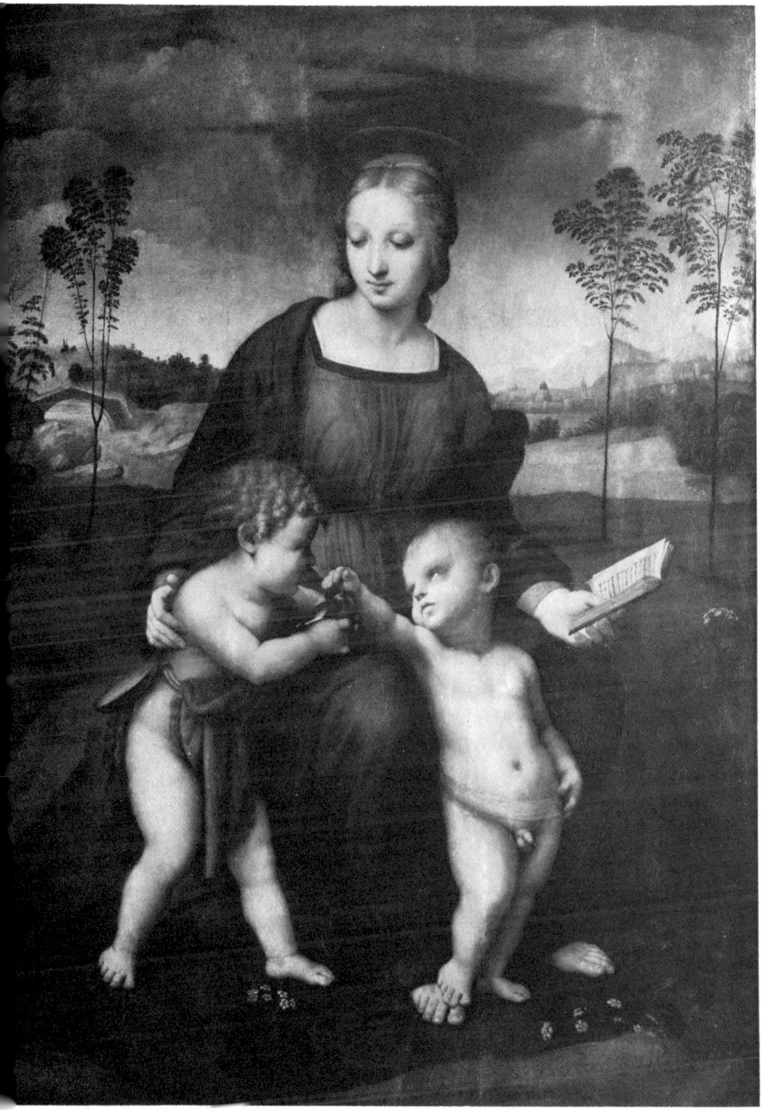

Raffael, Madonna mit dem Zeisig. 1506. Öl auf Holz, 107 x 77 cm. Florenz, Uffizien

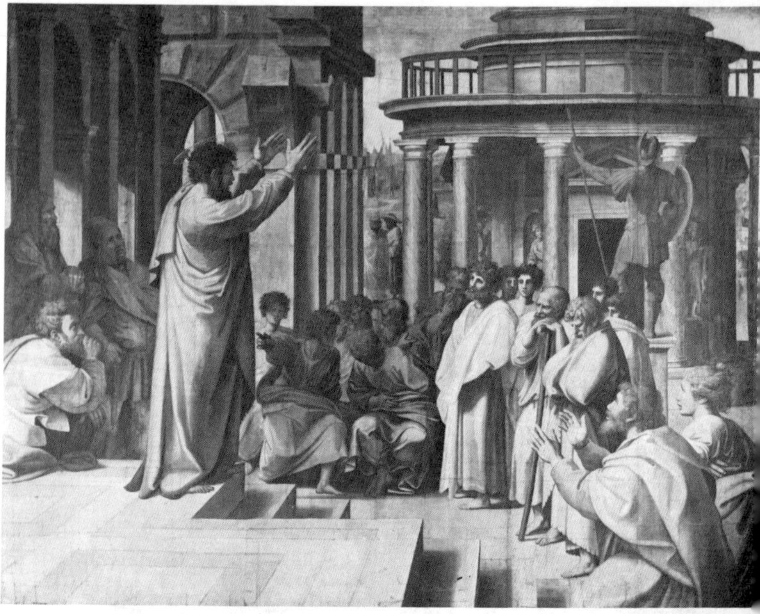

9 Raffael, Die Predigt des Hl. Paulus in Athen. 1516. Karton, 29,8 x 35,7 cm. London, Victoria & Albert Museum

Mittelalters zu verstehen. Von seinen Voraussetzungen über die Funktion der Kunst ausgehend, ist jedoch seine Behauptung durchaus richtig, daß Raffael einen Fortschritt gegenüber Andrea Tafi darstellt.

Vergegenwärtigen wir uns ganz allgemein, was aus der instrumentalistischen Auffassung der Kunst folgt: Es ist das eine durchaus rationale Auffassung, denn sobald ein Zweck festgelegt ist, kann man auch von der Verbesserung der Mittel sprechen, die seiner Erreichung dienen. Offensichtlich hat zum Beispiel die Medizin im Kampf gegen die Kinderlähmung einen wirklichen Fortschritt errungen. Man könnte sich sogar auf den Standpunkt stellen, daß es sinnvoll wäre, den Begriff des Fortschritts auf diese instrumentalistische Bedeutung einzuschränken und nur dann zu verwenden, wenn es sich um ein Fortschreiten in die Richtung auf ein bestimmtes Ziel handelt. Wo ein solches Ziel gegeben ist, können wir die Entwicklung jeder Fertigkeit als ein Erlernen bezeichnen. Wir können im Erlernen des Französischen Fortschritte machen, und wenn uns daran liegt, können wir die Geschichte unseres Fortschritts natürlich auch schreiben.

In der Ideengeschichte muß man diese rationale Deutung des Fortschrittsbegriffs als die Entwicklung einer bestimmten Fertigkeit zunächst von einer anderen Auffassung zu trennen versuchen, die gewöhnlich mit ihr verschmilzt — das Bild des Fortschritts als ein organisches Wachstum. Die Erklärung für diese Verschmelzung muß in der einflußreichen Philosophie des Aristoteles gesucht werden, in der die Zielstrebigkeit als eine Form der Kausalität gilt. Aristoteles war vor allem Biologe, und für ihn war das Wachstum jedes Organismus die Manifestation eines immanenten Zwecks. Das blinde und hilflose Kätzchen muß erst eine Katze werden, damit alle

10 Andrea Tafi (?), Die Predigt Johannes des Täufers. Um 1300. Mosaik. Florenz, Baptisterium

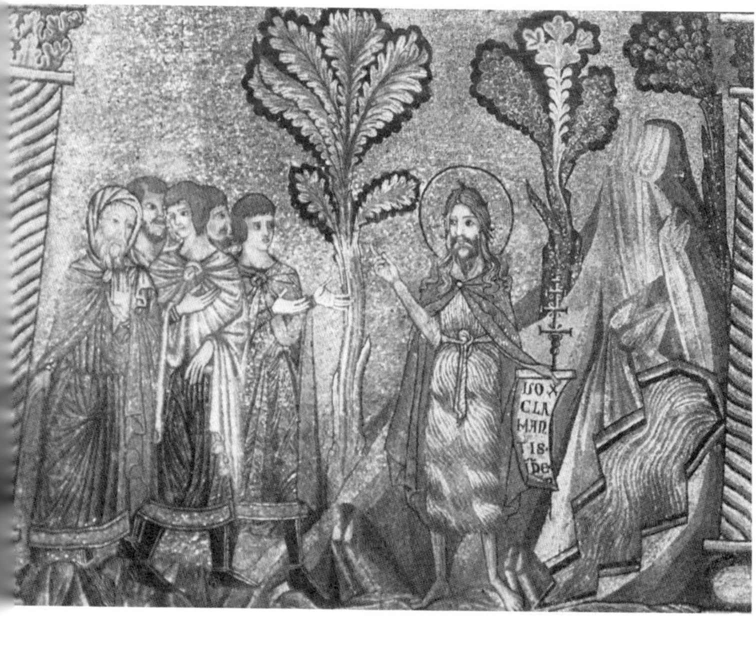

seine Organe ihren biologischen Zweck erfüllen können. Als Aristoteles daher die Kunst der Tragödie in seiner Poetik behandelte, definierte er zunächst ihren Zweck oder ihr Wesen und beschrieb dann die Phasen, die die Kunst teleologisch durchlaufen hatte, bis sie ihren Endzweck erfüllte. Was zunächst nur potentiell in den ersten tastenden Anfängen zugegen war, trat klar ans Licht in der vollkommenen Verkörperung, wie etwa im »König Oedipus« des Sophokles[5].

Sobald die Lösung gefunden ist, wie dem Zweck der Tragödie mit den geeignetsten und sparsamsten Mitteln gedient werden kann, bedarf es keiner weiteren Suche. Es gibt nur ein vollendetes Muster, nach dem sich alle richten können, die den gleichen Zweck erreichen wollen. Das ist die Auffassung, die dem Begriff des klassischen Kunstwerks zugrunde liegt, das heißt, einer Schöpfung, die allen kommenden Zeiten ein Vorbild setzt. Die Herkunft des Wortes »klassisch« wirft ein unerwartetes und amüsantes Licht auf die sozialen Hintergründe unserer Wertskalen. Ein *auctor classicus* ist nämlich genau genommen ein steuerzahlender Autor. Nur angesehenere Leute gehörten zu einer der steuerzahlenden »Klassen« im antiken Rom, und solche Leute waren es auch, die im Gegensatz zu den Proletariern eine gebildete Sprache schrieben. Der römische Grammatiker Aulus Gellius riet daher dem angehenden Schriftsteller, sich den Stil dieser »klassischen« Autoren von Stand zum Muster zu nehmen[6].

Dabei hat dieser Begriff einer Musterleistung zur Folge, daß nach einer solchen endgültigen Problemlösung nur mehr zwei Wege offen stehen: der der Nachahmung und der des Verfalls. Der Erwachsene bleibt auf der Höhe seiner Kräfte, solange seine Organe ihren Zweck erfüllen. Tun sie das nicht mehr, dann beginnt der Verfall. Dasselbe spielt sich in der Geschichte jeder Fertigkeit oder jeder Kunst ab, sobald die Mittel nicht mehr dem Zweck angepaßt sind. Die Hauptursache einer solchen Unstimmigkeit liegt in dem bedauerlichen menschlichen Hang, mehr zu tun, als notwendig ist, und dabei den wahren Zweck aus den Augen zu verlieren. Selbst die Technik kennt diese Gefahr, die in der ständigen Suche nach dem Übertrumpfen liegt, die zu überflüssigen technischen Verfeinerungen führt, die mehr schaden als nützen. In der Kunst verfällt mancher Meister den Verlockungen der Effekthascherei, sobald es ihm nur darauf ankommt, sein technisches Können zur Schau zu stellen, und er dabei den wahren Zweck der Sache aus den Augen verliert.

Bernard Shaw schrieb einmal, er sei überzeugt, daß nach seinem Tod ein Regisseur seine »Heilige Johanna« als Spektakelstück auf die Bühne bringen würde, in dem sich alles auf die Pracht der Königskrönung konzentriert, während er die intellektuellen Debatten, um derentwillen das Stück geschrieben wurde, streichen würde. Wir wissen, was er meinte, denn wir alle haben ähnliche Versuche erlebt, den ursprünglichen Sinn eines Theaterstücks zugunsten äußerlicher Effekte zu verfälschen.

Sobald man die Möglichkeit zugibt, daß Mittel zum Zweck werden, ist es nicht schwer, das Diagramm des klassischen Fortschrittsbegriffs in der Kunst fertig zu zeichnen. Denn auch die Kunst kennt ein Streben nach Publikumswirkung und damit auch die Versuchung, die Virtuosität zum Selbstzweck zu machen. Wenn Raffaels »Predigt des Hl. Paulus« (Abb. 9) sich auf das Wesentliche konzentriert, um uns das Ereignis und seinen Sinn nahezubringen, so scheint Sebastiano Ricci (Abb. 11) im 18. Jahrhundert den heiligen Text wirklich nur als Vorwand für ein prunkvolles Schaustück zu verwenden, wobei er es nicht an Beiwerk fehlen läßt, das an den Geschmack der Menge appelliert, wie etwa das hübsche Mädchen im Vordergrund, das seine Reize zur Schau stellt, vom schönen Hund ganz zu schweigen.

Ein Kritiker, dem es darum ginge, einen derartigen Mißbrauch der Kunst zu verurteilen, brauchte nicht weit zu suchen, um ein Begriffssystem dafur in die Hand zu bekommen. Plato hatte die Rhetorik der Sophisten verurteilt, weil sie die Sprache von ihrem Zweck des logischen Argumentierens ablenkten[7]. Derselbe Verdacht traf auch die Musik, die eine gefährliche und verweichlichende Droge werden konnte, und ähnliches galt auch für die Dichtung und die Malerei, weil sie den Sinnen auf Kosten der Vernunft schmeichelten. Der Vorwurf, daß ein Künstler eher korrumpierend als erhebend wirke, war der abendländischen Tradition nie ganz fremd, aber ein Blick auf das Bild von Sebastiano Ricci lehrt uns verstehen, warum dieses Thema im 18. Jahrhundert besonders brennend wurde. Damals rief der englische Kunstliebhaber und Kritiker Lord Shaftesbury, der sich zu Beginn des 18. Jahrhunderts dem Platonismus zuwandte, die Künste im Namen der Tugend zur Ordnung.

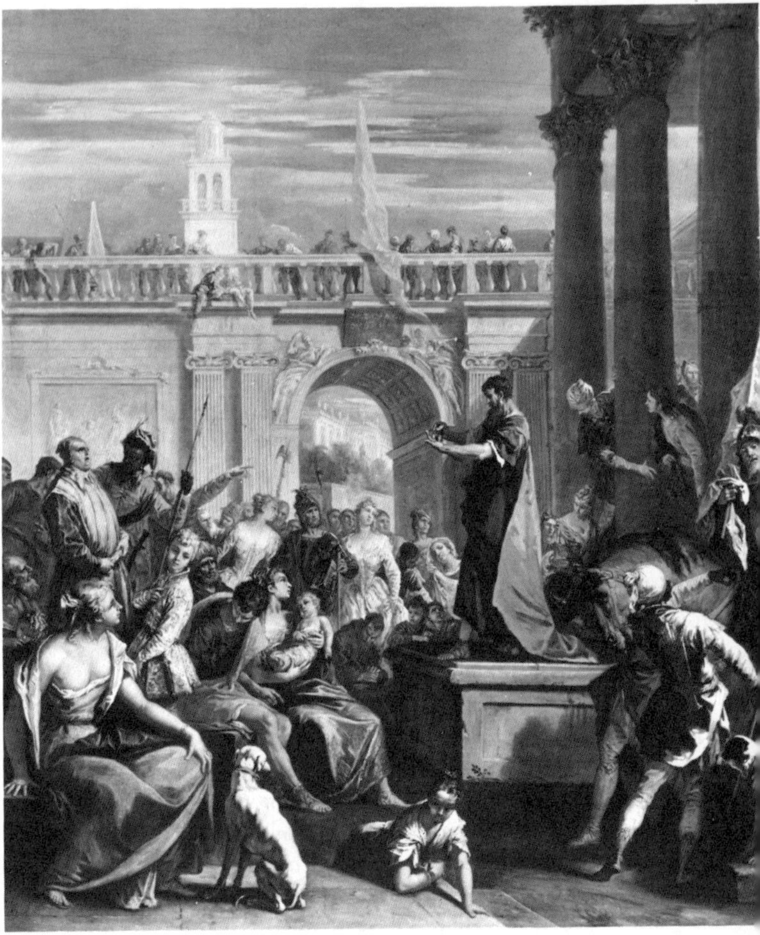

11 Sebastiano Ricci, Die Predigt des Hl. Paulus in Athen. 1712/14. Öl auf Leinwand
186,7 x 158,7 cm. Toledo/USA, Museum of Art

Aber der entscheidendste Anstoß in dieser Hinsicht erfolgte in der Jahrhundertmitte, als Jean Jacques Rousseau im Jahre 1750 dem schlechten Gewissen der Zeit, die tatsächlich in der Übertreibung des Gekünstelten besonders weit gegangen war, seine Stimme lieh. Seine berühmte Preisschrift[8] zu dem von der Akademie in Dijon im Jahre 1750 gestellten Thema, ob der Fortschritt der Künste und der Wissenschaften auch zu einem moralischen Fortschritt geführt habe, fand starken Widerhall bei einer Generation, die sich angewöhnt hatte, die Natur mit der Affektation in Gegensatz zu stellen, wie Chodowiecki ihn so witzig veranschaulichte (Abb. 12, 13). Es ist oft betont worden, daß Rousseaus Ruf nach einer Rückkehr zur Natur nicht als radikaler Primitivismus gedeutet werden darf. Sein Kampf galt den korrumpierenden Mächten der städtischen Gesellschaft, und wer unterliegt diesen Gefahren leichter als der Künstler?

»Jeder Künstler will gelobt werden«, so schreibt er, »was wird er daher tun, wenn er das Unglück hatte, in einem Zeitalter geboren zu sein, in dem modische Kritiker einer frivolen Generation junger Leute die Gelegenheit bieten, den Ton anzugeben? . . . Was er tun wird, meine Herren? Er wird seine Talente dem tieferen Niveau seines Zeitalters anpassen und lieber gefälligere Dinge machen, die zu seinen Lebzeiten bewundert werden, als Wunderwerke, die erst lange nach seinem Tod zur Geltung kommen werden . . .

Sollte es tatsächlich heute ein Genie geben, das die Willensstärke aufbrächte, keinerlei Kompromiß mit dem Zeitalter zu machen, und sich nicht dazu hergäbe, kindische Nichtigkeiten zu verfertigen, dann wehe ihm! Er wird unbekannt und im Elend sterben. Ich wollte, das wäre eine Prophezeiung und keine tatsächliche Erfahrung. Carl, Pierre[9], der Augenblick ist gekommen, wenn Euer Pinsel, der dazu bestimmt war, die Größe unserer Tempel durch erhabene und heilige Bildwerke zu weihen, entweder Eurer Hand entfallen wird oder dazu prostituiert werden muß, die Seiten einer Kutsche mit lüsternen Bildern zu verzieren . . .«

Der Ausbruch wirkt übertrieben, aber wir dürfen uns daran erinnern, daß Watteau im selben Jahrhundert tatsächlich Wappen und erotische Kleinigkeiten auf Kutschentüren malte[10], wobei es freilich

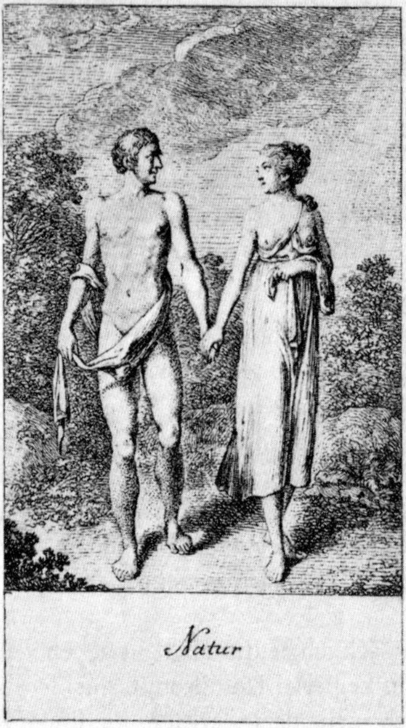

12 Daniel Chodowiecki, Natur (Natürlichkeit). Stich

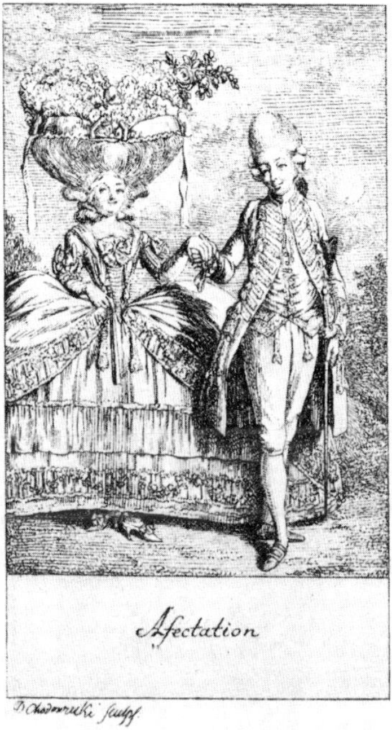

13 Daniel Chodowiecki, Affectation (Ziererei). Stich

eine andere Frage ist, ob uns lieber wäre, er hätte »erhabene und heilige Bildwerke« gemalt.

Jedenfalls hatte Rousseau die Aufmerksamkeit auf die abfallende Kurve der Entwicklung gelenkt. Er hatte den Geschmack für das Gefällige angeprangert und eine Kunst, die an die Sinnlichkeit appelliert, mit Unmoral und Entartung gleichgestellt. So ist es vielleicht auch kein Zufall, daß der Prophet der Reform in einem der Zentren erstand, das für seine Produkte verführerischer Grazie

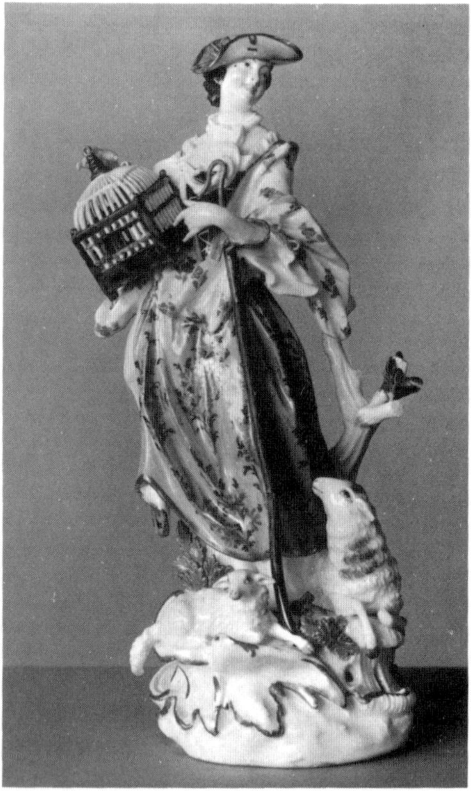

14 Dresdner Schäferin. Um 1755. Meissner Porzellan. London, Victoria & Albert Museum

berühmt war — Dresden mit seinen Meißener Figuren (Abb. 14). Es war in Dresden im Jahre 1755, daß Johann Joachim Winckelmann[11] sein berühmtes Manifest des Klassizismus veröffentlichte, seine »Gedanken über die Nachahmung der Griechischen Werke in der Malerey und Bildhauerkunst«. Der Titel erweckt den Eindruck, daß es dem Autor bloß darum ging, den Künstlern seiner Zeit die Nachahmung griechischer Werke zu empfehlen, aber in Wirklichkeit ist dieses leidenschaftliche Pamphlet vor allem eine Anklage gegen die Verderbtheit des Zeitalters, der Ausdruck einer Sehnsucht nach einem Kulturzustand, der noch nicht der Verweichlichung verfallen ist.

> »Seht den schnellen Indianer an, der einem Hirsche zu Fuße nachsetzt: wie flüchtig werden seine Säfte, wie biegsam und schnell werden seine Nerven und Muskeln ... So bildet uns Homer seine Helden ...«

Keine Studien im Aktsaal der Kunstakademien können je die Gelegenheit ersetzen, die die griechischen Künstler hatten, unverweichlichte, gesunde Körper zu sehen. Moderne Bildwerke zeigen Hautfalten und »gar zu sinnlich gemachte Grübchen«, wo die Werke der Alten in der Darstellung des Nackten »mit einer sparsamen Weisheit« geschaffen sind. Der Kontrast, auf den Winckelmann hinzielt, ist der zwischen dem Apollo vom Belvedere (Abb. 15) und der Gestalt des Apollo in Berninis Gruppe von Apollo und Daphne (Abb. 16), denn in Winckelmanns Weltbild erfüllte Bernini die Funktion des Erzverführers und »Kunstverderbers«.

Obwohl man sehen konnte, was zum Verfall der Künste geführt hatte, war es schwerer zu beschreiben, wie die Griechen jene Vollkommenheit erreicht hatten, die Winckelmann in ihren berühmtesten Werken verkörpert fand, die er natürlich höchstens von Gipsabgüssen her kannte. Weder er selbst noch sonst jemand hätte damals jene Reihe einer fortschreitenden Befreiung von der archaischen Starrheit aufstellen können, auf die oben hingewiesen wurde, denn diese Bildwerke waren damals noch nicht ausgegraben oder identifiziert. So war Winckelmann auf ein hypothetisches Bild des Fortschrittes der griechischen Kunst angewiesen, das er den erwähnten antiken Autoren entnahm. Aristoteles hatte den Fortschritt der Tragödie von Aeschylos über Sophokles zu Euripides beschrieben,

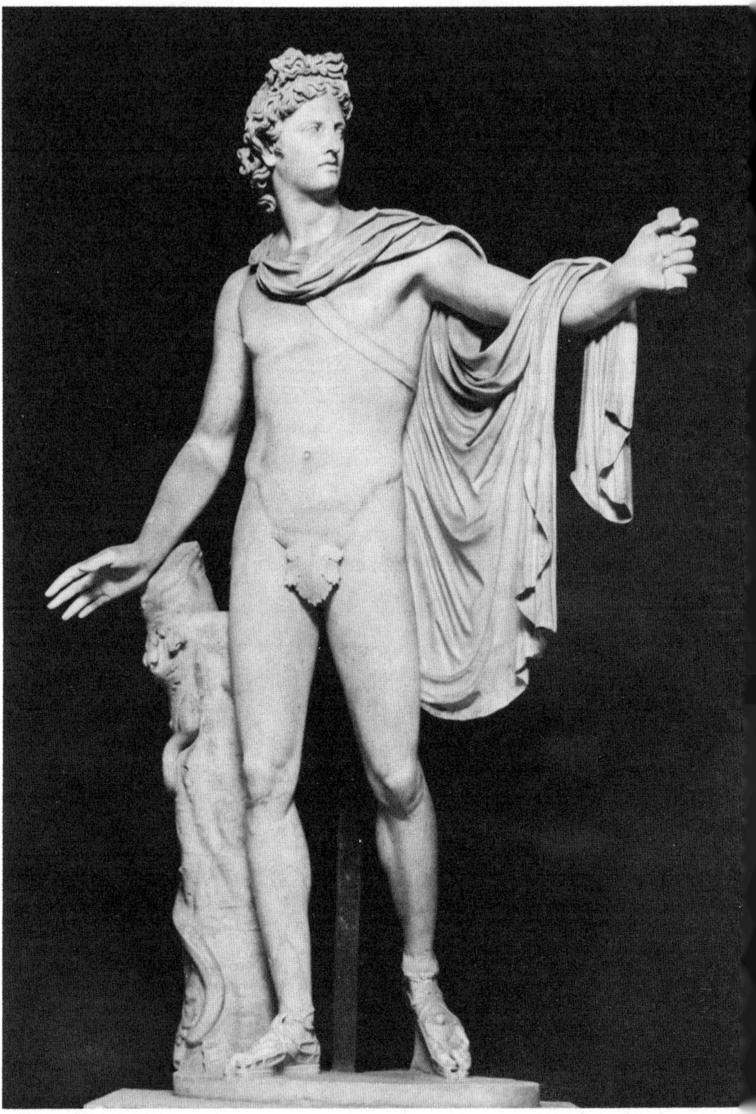

15 Apollo vom Belvedere (römische Kopie nach griechischem Original). Rom, Mus
Vaticani

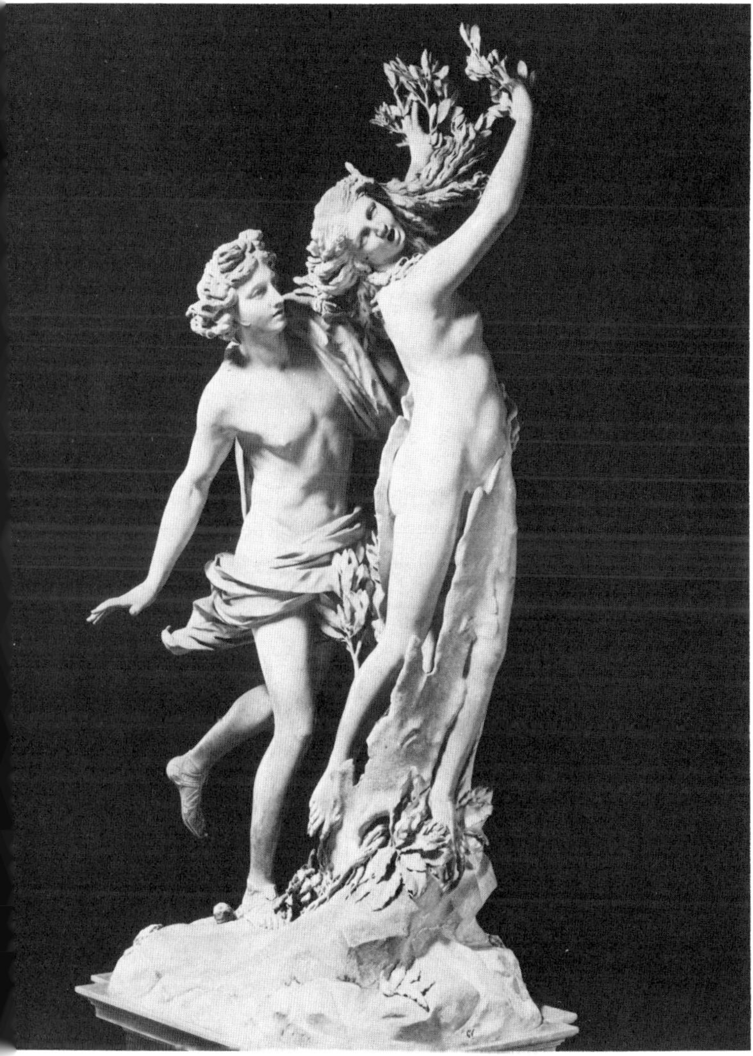

Giovanni Lorenzo Bernini, Apollo und Daphne. Um 1622/24. Lebensgröße. Rom, Villa Borghese

und Cicero und Quintilian verglichen den Aufstieg der Rhetorik mit der Entwicklung der Bildhauerkunst von Steifheit zur vollkommenen Schönheit. So war es ganz naheliegend für Winckelmann, diesen Vergleich aufzugreifen, um sich aus der vorklassischen Dichtkunst etwa des Aeschylos ein Bild von der vorklassischen Kunst zu machen. »Vielleicht haben die ersten griechischen Maler nicht anders gezeichnet, als ihr erster guter Tragikus gedichtet hat.« Das ist auch der Zusammenhang, in dem Winckelmann seine berühmte Kennzeichnung des Wesens der griechischen Kunst formuliert, einer Kunst, die er nicht zu kennen vorgab, sondern die er erschloß:

> »Die edle Einfalt und stille Größe der griechischen Statuen ist das wahre Kennzeichen der griechischen Schriften aus den besten Zeiten, der Schriften aus Sokrates' Schule.«

Winckelmann denkt hier an den sprachlichen Stil Platos und Xenophons.

Da er nicht viele andere Anhaltspunkte hatte, nahm er Zuflucht zu der anderen oben erwähnten Parallele, jener Analogie zwischen der Entwicklung der antiken und der Renaissance-Kunst, die schon Vasari beobachtet hatte: Und so bezieht sich Winckelmann auch kurz auf die Größe Raffaels, »zu welcher er durch die Nachahmung der Alten gelangt ist«. Von dieser Größe konnte er aus erster Hand sprechen, denn Dresden besaß ja die »Sixtinische Madonna« (Abb. 17), die im 18. Jahrhundert das berühmteste Beispiel von Raffaels Vision himmlischer Schönheit abgab.

Es ist mehr als ein Zufall, daß Winckelmann die Vollendung der Kunst nicht so sehr in der Meisterschaft der Mittel dramatischer Veranschaulichung sah, die Vasari in den Vordergrund stellt, als in der Verkörperung göttlicher Schönheit. So wie Shaftesbury, den er gelesen hatte, und so wie auch andere Schriftsteller der akademischen Schule war Winckelmann ein Platoniker, für den das Wesen der Kunst in der Erreichung der idealen Schönheit lag. So hätte auch seine »Geschichte der Kunst des Alterthums« von 1764 keinen so großen Einfluß gehabt, wenn ihr eigentliches Thema nicht das Schönheitsideal gewesen wäre, das Winckelmann in den klassischen Schöpfungen der Griechen verkörpert fand. Als guter Platoniker erkennt er an, daß die höchste Schönheit nur in Gott ist (S. 149), aber der Begriff menschlicher Schönheit erscheint um so vollkom-

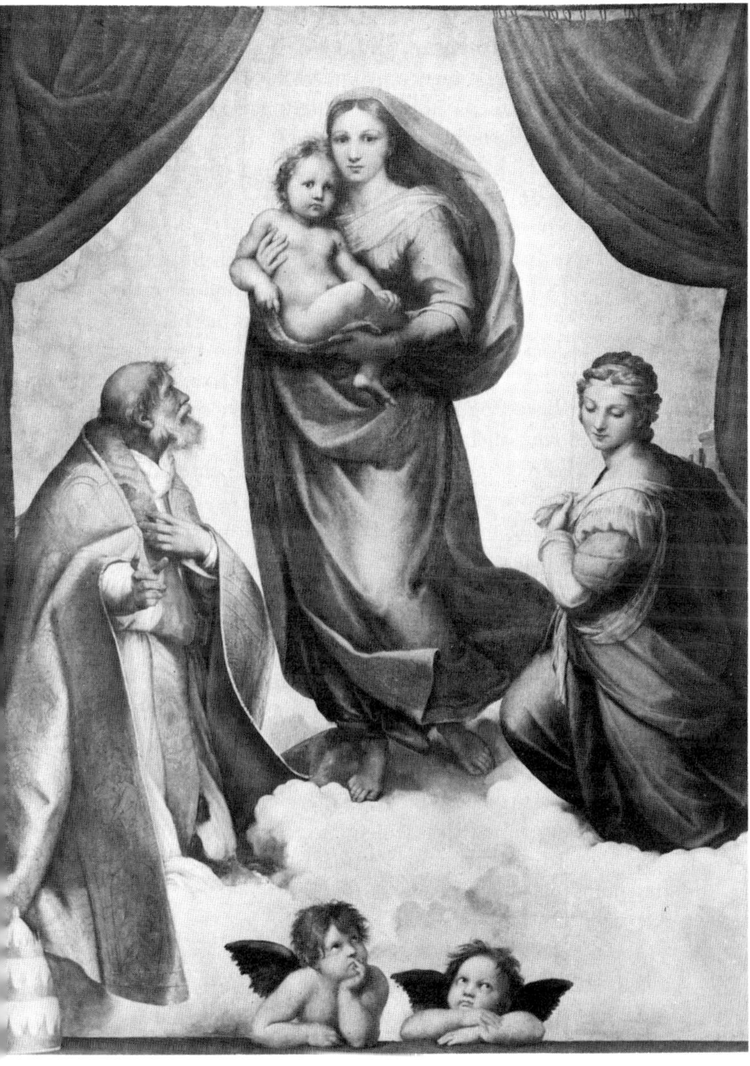

Raffael, Sixtinische Madonna. Um 1513. Öl auf Leinwand, 265 x 196 cm. Dresden, Gemäldegalerie

mener, je mehr er mit dem höchsten Wesen harmonisiert. So wie auch Plato sah Winckelmann, der homosexuell war, den Abglanz des Göttlichen im vollkommenen männlichen Körper, und seine eingehende Diskussion dieser physischen Merkmale gehört nicht zu den angenehmsten Abschnitten seines Buches. Aber es ist nicht dieser Aspekt von Winckelmanns Lebenswerk, der hier interessiert. Es geht vielmehr um die innere Dynamik, aus der sich der Übergang vom Klassizismus zum Primitivismus erklärt. Es gilt zu zeigen, daß der berühmte Prophet des Klassizismus, dessen Botschaft für uns mit dem Hymnus auf die Schönheit des Apollo vom Belvedere verbunden ist, letztendlich und vielleicht unabsichtlich zu jenem Umschwung des Geschmacks beitrug, der selbst im Apollo und sogar bei Raffael Spuren von Entartung witterte, und so zu der instinktiven Bevorzugung der sogenannten Primitiven führte, die den meisten Kunstliebhabern heute selbstverständlich ist.

Die Schriften Winckelmanns, seine »Geschichte« und die verschiedenen Nachträge, die er in den vier Jahren, die ihm noch vor seiner Ermordung in Triest verblieben, sind mit Recht berühmt, aber verständlicherweise sind sie nicht viel gelesen, denn das Gemisch von Schwärmerei und Pedanterie ist nicht leicht verdaulich. Im Interesse der These, daß der Schwall dieser Schriften irgendwie auch den Keim einer Selbstzerstörung enthält, muß der Wortlaut dieser Texte etwas näher analysiert werden[12]. Manchmal verrät sich Winckelmann nämlich bloß in Nebenbemerkungen, die zeigen, wie sehr ihn das Problem der Kunstverderbnis beschäftigte, um das es hier geht.

Sein leidenschaftlicher Haß gegen Bernini und gegen den Stil, den wir auch heute noch mit seinem ursprünglichen Schimpfnamen Barock bezeichnen, tritt auch in der »Geschichte der Kunst des Alterthums« wieder zu Tage:

»... die Schicksale der Kunst und der Gelehrsamkeit sind sich mehrenteils sehr ähnlich gewesen ... Da im vorigen Jahrhunderte eine schädliche Seuche in Italien, sowie in allen Ländern, wo Wissenschaften geübet werden, überhand nahm, welche das Gehirn der Gelehrten mit üblen Dünsten anfüllete, und ihr Geblüt in eine fiebermäßige Wallung brachte, woraus der Schwulst und ein mit Mühe gesuchter Witz in der Schreibart

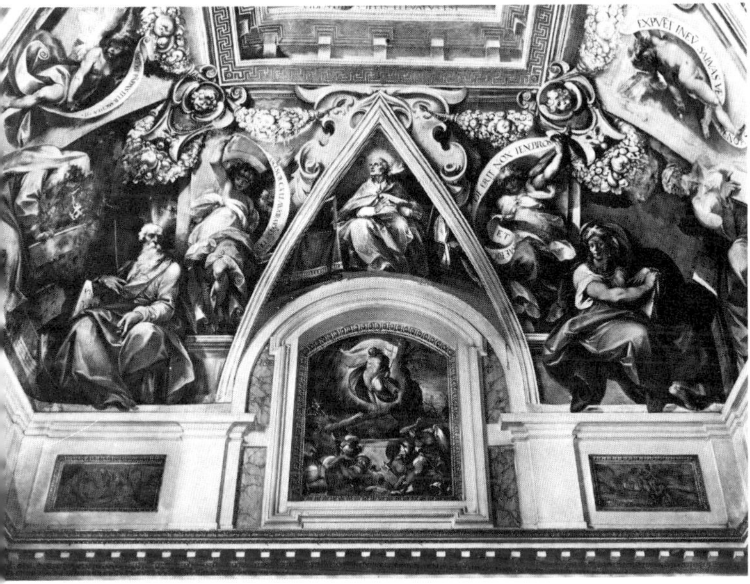

18 Cavaliere Giuseppe d'Arpino, Propheten und Sibyllen. Um 1592. Fresko. Rom, S. Prassede

> entstand, zu eben der Zeit kam eben die Seuche auch unter die Künstler. Giuseppe Arpino [Abb. 18], Bernini und Borromini [Abb. 19] verließen in der Malerey, Bildhauerey und Baukunst die Natur und das Altertum, so wie es Marino und andere in der Dichtkunst thaten.« (S. 359, 360)

Wer sich so vor Ansteckungsgefahr fürchtet, für den muß das Freisein von diesen Krankheitskeimen schon für sich allein einen Wert darstellen. Im Hinblick auf das Schema von Fortschritt und Verfall in der Kunst leuchtet es ein, daß das Argument selbst logischerweise zu einer Bevorzugung der früheren Phasen gegenüber den späteren führen muß. Wer immer zum Aufstieg der Kunst zur Vollkommenheit beigetragen hat, hat eine edle Leistung vollbracht und verdient, mit Dankbarkeit genannt zu werden. Aber wehe denen, die die Künste auf falsche Bahnen brachten und der Entartung Vorschub leisteten. Je näher sie selbst noch der Blüte der Kunst

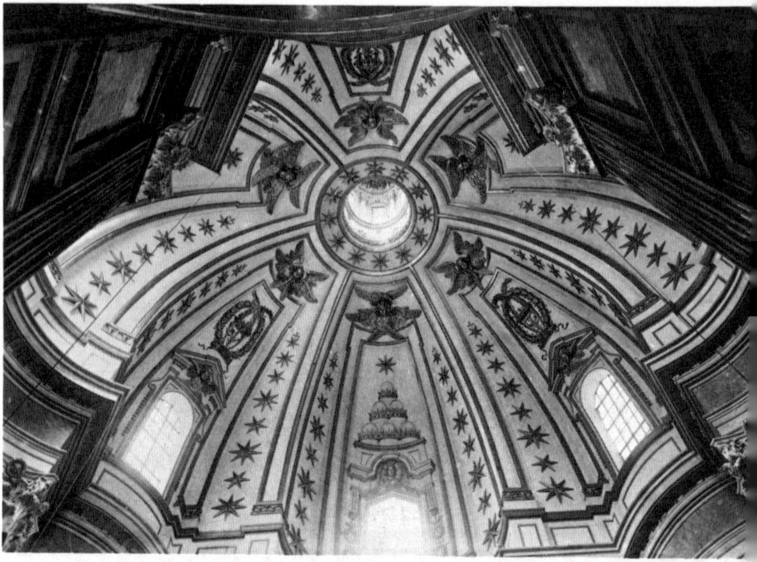

19 Francesco Borromini, Kuppel von S. Ive alla Sapienza, Rom. Um 1650

standen, desto verdammungswürdiger war ihr Verbrechen. So lassen sich die zwei parallelen Zyklen der antiken und der Renaissance-Kunst als moralische Schauspiele auffassen, in denen wir die aufsteigende Kurve mit Interesse und Anteilnahme verfolgen, während der Chronist seinen Blick vom Verfall der Kunst lieber abwendet.

So ist es auch konsequent, daß Winckelmanns erster Versuch, die Geschichte der Kunst des Altertums zu rekonstruieren, sich weitgehend auf die Geschichte ihres Fortschritts beschränkte, soweit ihm das die wenigen Anhaltspunkte möglich machten, die er vorfand. Leider sind die wenigsten der Denkmäler, auf die er sich bezieht, bei ihm abgebildet, und es ist durchaus nicht immer leicht, die anderen, die er erwähnt, zu identifizieren, da wir noch immer keine moderne Ausgabe seines Werkes besitzen. Winckelmanns Titelseite (Abb. 20) ist bereits charakteristisch, denn sie zeigt einen etruskischen Stein aus der Sammlung Stoß, »welcher vielleicht der seltenste und schätzbarste in der Welt ist«. Der nächste Stich, über dem ersten Kapitel (Abb. 21), bringt eine Zusammenstellung »der ältesten Stücke der Bildhauerey und Baukunst« nach Winckelmanns Angaben. Das Stück einer Säule stammt von dem Tempel in Paestum, von dem er nicht ganz zu Recht behauptet, die erste Nachricht gegeben zu haben. »Die liegende Statue ist von dem ältesten Aegyptischen Stile, und der bärtige Männliche Sphinx« stammt von einem Relief im Palazzo Farnese. Die Vase nennt er etruskisch; sie stammt aus der Sammlung seines Freundes Anton Raphael Mengs. Die ersten 125 Seiten sind denn auch dem Auftakt der Geschichte in Ägypten und Etrurien gewidmet, und auch sonst gibt es viele Seiten in dem Werk, in denen rein philologische und antiquarische Erörterungen den Umriß der Entwicklung, den Winckelmann zu zeichnen wünscht, verunklären. Dennoch ist seine Einstellung zum Problem des Fortschritts vom ersten Satz an klar, in dem er die antike Theorie als allgemeines Gesetz formuliert:

> »Die Künste, welche von der Zeichnung abhängen, haben, wie alle Erfindungen, mit dem Nothwendigen angefangen; nachdem suchte man die Schönheit, und zuletzt folgte das Ueberflüssige: dieses sind die drey vornehmsten Stuffen der Kunst.« (S. 3).

Bemerkenswerterweise fügt Winckelmann hier die Geschichte der Kunst in die Geschichte der menschlichen Zivilisation ein, wie sie der Gründer der Kulturgeschichte, Gian Battista Vico, auffaßte. Axiom LXII seiner »Neuen Wissenschaft« (1730) lautet:

> »Der Mensch empfindet zuerst die Notwendigkeit, dann strebt er nach dem Nützlichen, hierauf nach der Bequemlichkeit, noch weiterhin sucht er das Vergnügen und versinkt im Luxus, bis er der Verschwendung verfällt. Der Charakter der Völker ist erst roh, dann streng, dann friedlich, dann delikat und schließlich verweichlicht.«

Es ist möglich, daß Winckelmann Vicos tiefsinniges, aber dunkles Buch kannte; es kann aber auch sein, daß er dieses Gesetz vom Fortschritt und Verfall der antiken Überlieferung entnahm, in der vor den Gefahren des Reichtums und der Verweichlichung so oft gewarnt wurde. Eine Veranschaulichung eines ähnlichen Gesetzes findet sich in Poussins berühmtem Gemälde »Der Reigen der Zeiten« (Abb. 22) in der Wallace Collection, London. Laut Poussins erstem Biographen, Pietro Bellori, symbolisiert es den Kreislauf von

Johann Winckelmanns,
Präsidentens der Alterthümer zu Rom, und Scrittore der Vaticanischen Bibliothek,
Mitglieds der Königl. Englischen Societät der Alterthümer zu London, der Maleracademie
von St. Luca zu Rom, und der Hetrurischen zu Cortona,

Geschichte der Kunst des Alterthums.

Erster Theil.

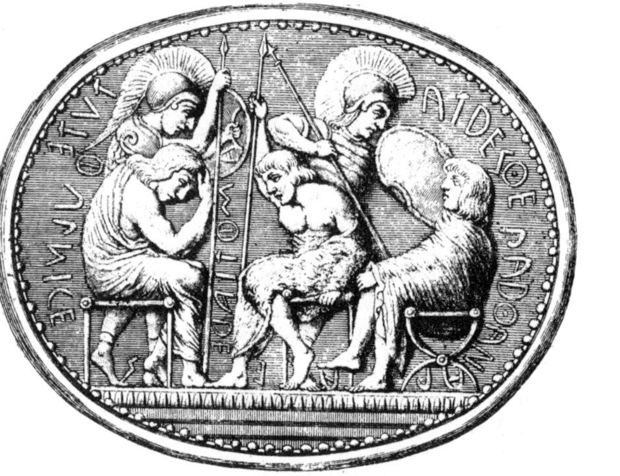

Mit Königl. Pohlnisch- und Churfürstl. Sächs. allergnädigsten Privilegio.

Dresden, 1764.
In der Waltherischen Hof-Buchhandlung.

20 Titelseite von: J. J. Winckelmann, Geschichte der Kunst des Alterthums. Dresden 1764

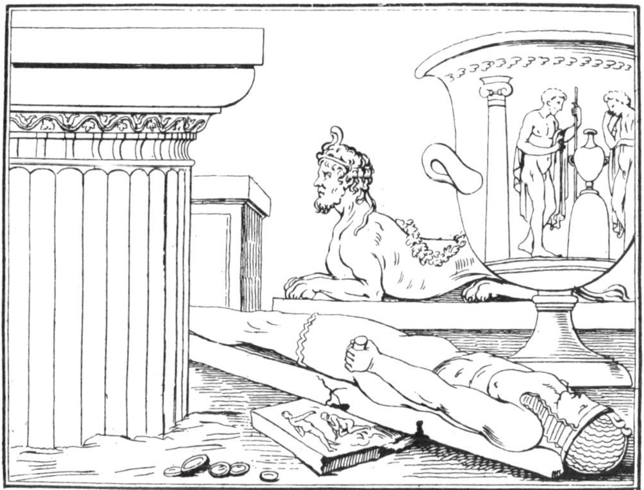

Geschichte der Kunst des Alterthums.

Erster Theil.

Untersuchung der Kunst nach dem Wesen derselben.

Erstes Capitel.

Von dem Ursprunge der Kunst, und den Ursachen ihrer Verschiedenheit unter den Völkern.

Die Künste, welche von der Zeichnung abhängen, haben, wie alle Erfindungen, mit dem Nothwendigen angefangen; nachdem suchte man die Schönheit, und zuletzt folgete das Ueberflüßige: dieses sind die drey vornehmsten Stuffen der Kunst. — Erstes Stück I. Allgemeiner Begriff dieser Geschichte.

Die

1 Kapitelanfang von: J. J. Winckelmann, Geschichte der Kunst des Alterthums. Erster Theil. Dresden 1764

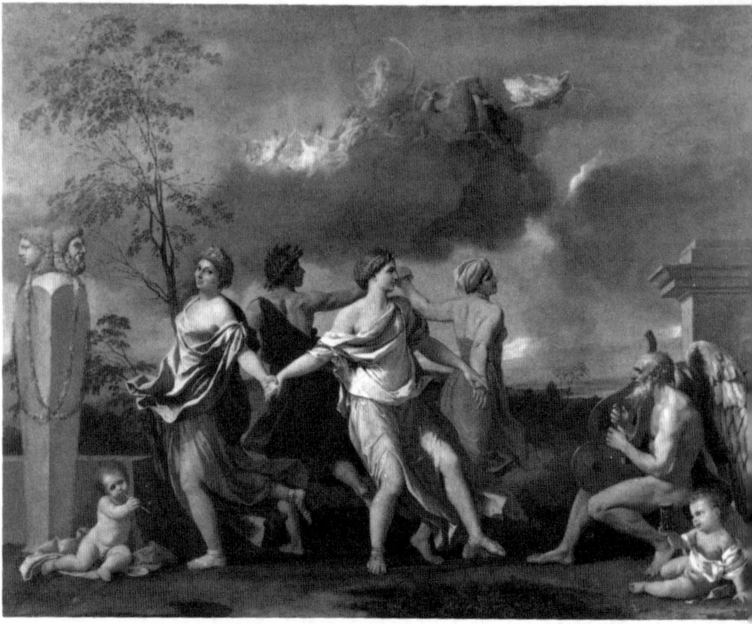

22 Nicolas Poussin, Der Reigen der Zeiten. Um 1639. Öl auf Leinwand, 85 x 108 cm. London, Wallace Collection

Armut, Anstrengung, Reichtum und Luxus (der wieder zur Armut führt).

Auf diesen moralischen und psychologischen Leitgedanken will Winckelmann seine Geschichte der Kunst des Altertums aufbauen, aber erst in der zweiten Hälfte des Buchs kommt man zu seiner Analyse der Stilfolge in der griechischen Plastik.

Der erste Stil, der übrigens in der italienischen Fassung *stile primitivo* heißt, ist vertreten durch eine Reihe von Münzen aus Syrakus (Abb. 23), zu denen er später einen Torso der Minerva (Abb. 24) aus der Villa Albani gesellte, dessen Ähnlichkeit mit ägyptischen Werken er betont. Seiner Meinung nach hätten die Römer eine solche Statue nicht aus Griechenland überführt, wenn sie sie nicht, so wie er selbst, als Beispiel für die älteste Phase der griechischen Kunstentwicklung hätten zeigen wollen (1776, S. 458).

Die Statue zeigt, daß die »Zierlichkeit« der Ausarbeitung der Schönheit vorausging. Als Beweis für diesen allgemeinen Satz beruft sich Winckelmann auf zwei Analogien: Nach Aristoteles haben die Tragödiendichter »zeitiger die Ausdrücke und die Redensarten richtig gemacht ... als den Entwurf des Inhalts selbst« (1776, S. 461). Diesen Vorrang des Details über das Ganze bestätigt auch die andere Parallele, auf die sich Winckelmann bezieht, die entsprechende Entwicklung der italienischen Kunst. Die »Vorgänger der großen Meister in der Kunst neuerer Zeiten, deren Werke vom wahren Schönen entfernet, mit unglaublicher Geduld geendiget sind«. Merkwürdigerweise erwähnt er hier Sansovino (Abb. 25): »Die Figuren sind alle sehr mittelmäßig, aber die Zierrathen sind dergestalt ausgearbeitet, daß dieselben unseren Künstlern zum Muster dienen können.« (1776, S. 462)

Im allgemeinen charakterisiert Winckelmann den älteren Stil wie folgt: »Die Zeichnung war nachdrücklich, aber hart; mächtig, aber ohne Gratie, und der starke Ausdruck verminderte die Schönheit.« (S. 221)

Er schloß ganz richtig (S. 223), daß uns die Denkmäler, die er etruskisch nannte, einen gewissen Begriff vom Charakter dieses Stils geben könnten, den er auch als hart und unschön empfand. Und doch, so hören wir, waren »die Eigenschaften dieses älteren Stils ... unterdessen die Vorbereitungen zum hohen Stil der Kunst, und führeten diesen zur strengen Richtigkeit und zum hohen Ausdruck: denn in der Härte von jenem offenbaret sich der genau bezeichnete Umriß, und die Gewißheit der Kenntnis, wo alles aufgedeckt vor Augen liegt« (S. 222).

23 Münzen aus Syrakus. Aus: J. J. Winckelmann, Geschichte der Kunst des Alterthums (S. 213). Dresden 1764

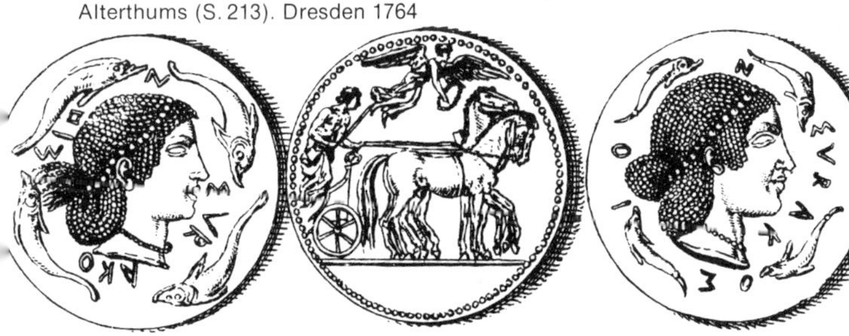

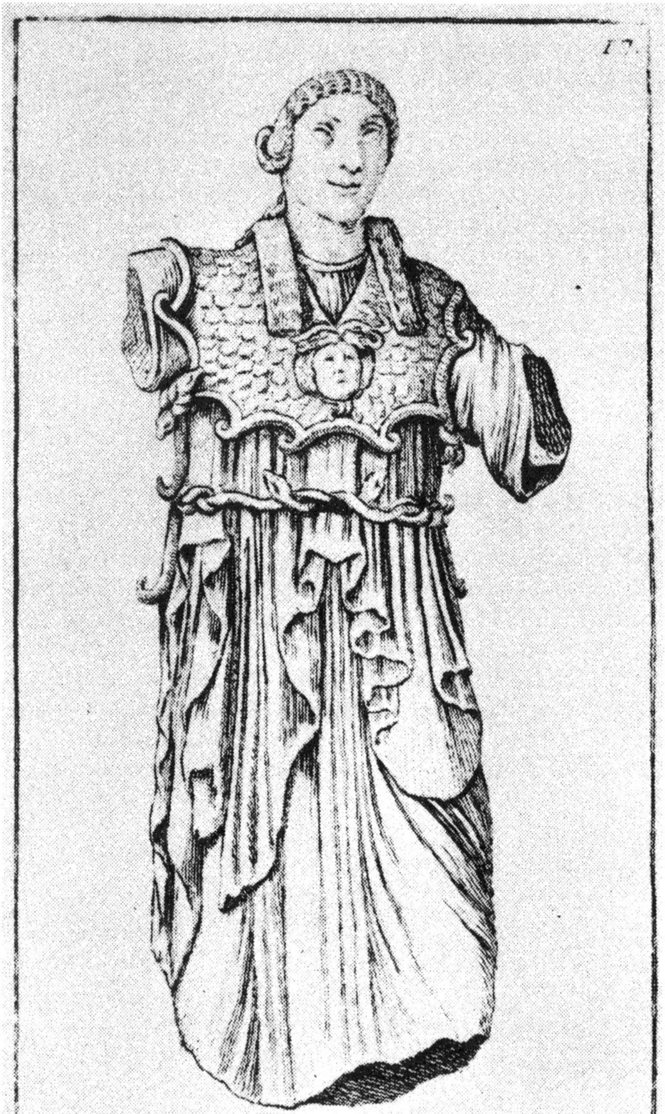
17.

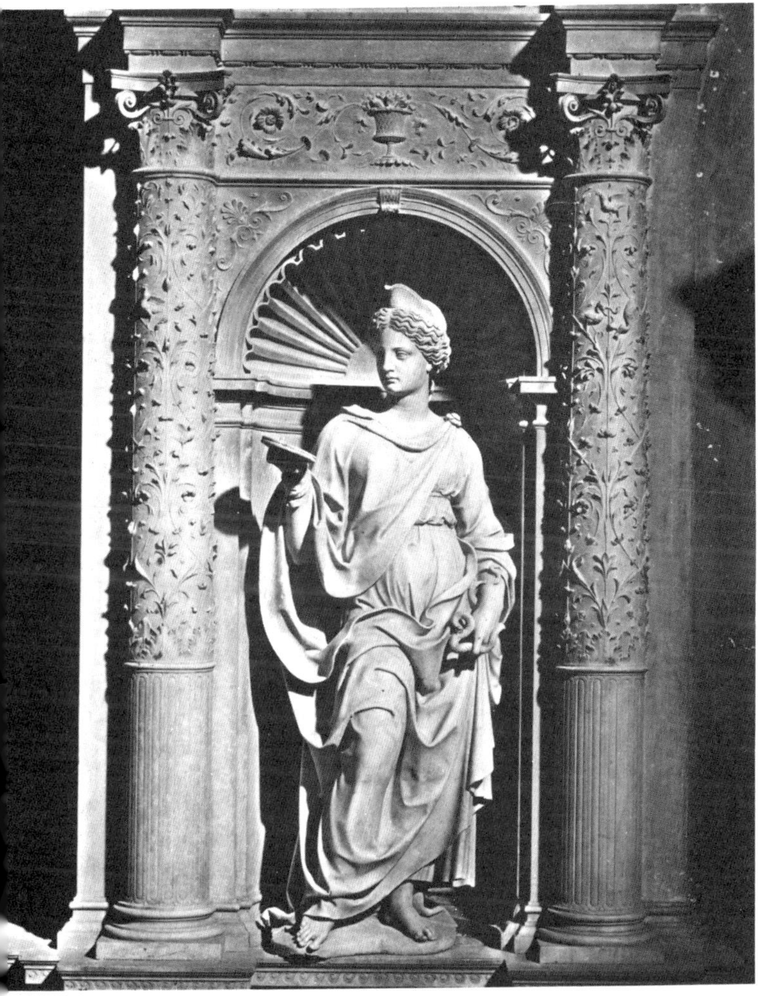

5 Andrea Sansovino. Die Klugheit. Skulptur vom Grab des Kardinal Sforza. Rom, S. Maria del Popolo

4 Torso der Minerva. Aus: J. J. Winckelmann, Monumenti antichi inediti. Rom 1767

Wir lesen mit einigem Erstaunen, daß auch die neuere Kunst zu gleicher Höhe gelangt wäre, wenn sie auf der Spur des Michelangelo (Abb. 26) geblieben wäre. Hier ist Michelangelo, dessen »scharfe Umrisse« und detaillierte Ausführung gelobt werden, der noch tugendhafte Vorläufer, dessen Leistung durch den verderbten Bernini zunichte wurde:

> »Denn wie in Erlernung der Music und der Sprachen, dort die Töne, und hier die Sylben und Worte, scharf und deutlich müssen angegeben werden, um zur reinen Harmonie und zur flüssigen Aussprache zu gelangen: eben so führet die Zeichnung nicht durch schwebende, verlohrne und leicht angedeutete Züge, sondern durch männliche, obgleich etwas harte, und genau begränzte Umrisse, zur Wahrheit und Schönheit der Form.« (S. 222)

Die nächste Phase der griechischen Kunst heißt bei Winckelmann der hohe Stil. Er schreibt ihm größere Freiheit und mehr Erhabenheit zu. Die Natur lehrte den Künstler, die eckigen und abrupten Umrisse zu mildern, »die gewaltsamen Stellungen gesitteter und weiser zu machen, und sich weniger gelehrt, als schön, erhaben und groß zu zeigen«. Das war der Stil, dem Winckelmann die berühmten Meister des 5. Jahrhunderts zuschrieb, also Künstler wie Phidias, Polyklet und Myron, deren Ruhm im Altertum sprichwörtlich war, aber deren Werke unwiederbringlich verloren schienen. Die Bemühungen, Kopien ihrer Werke zu identifizieren und Griechenland nach Denkmälern aus dieser großen Epoche zu durchforschen, lagen noch in der Zukunft. Der einzige Anhaltspunkt, den Winckelmann hatte, waren einige Bemerkungen in antiken Schriftstellern, die diesen Bildhauern eine gewisse Härte der Behandlung zugeschrieben hatten. Auch hier werden wir wieder auf die augenfälligen Parallelen zwischen den zwei Lebenszyklen der Kunst hingewiesen, die diesen überraschenden Tadel erklären könnten. Winckelmann erinnert uns daran, daß derartige Urteile relativ sind. »Die richtig und strenge angegebenen Figuren des Raphaels, haben vielen gegen die Weichigkeit der Umrisse, und gegen die rundlich und sanft gehaltenen Formen des Correggio [Abb. 27], hart und steif geschienen.« (S. 225)

Es gab damals nur zwei Bildwerke in Rom, von denen Winckelmann glaubte, sie mit Sicherheit in diese große Epoche der griechischen Kunst datieren zu können (S. 226), und in beiden Fällen war er

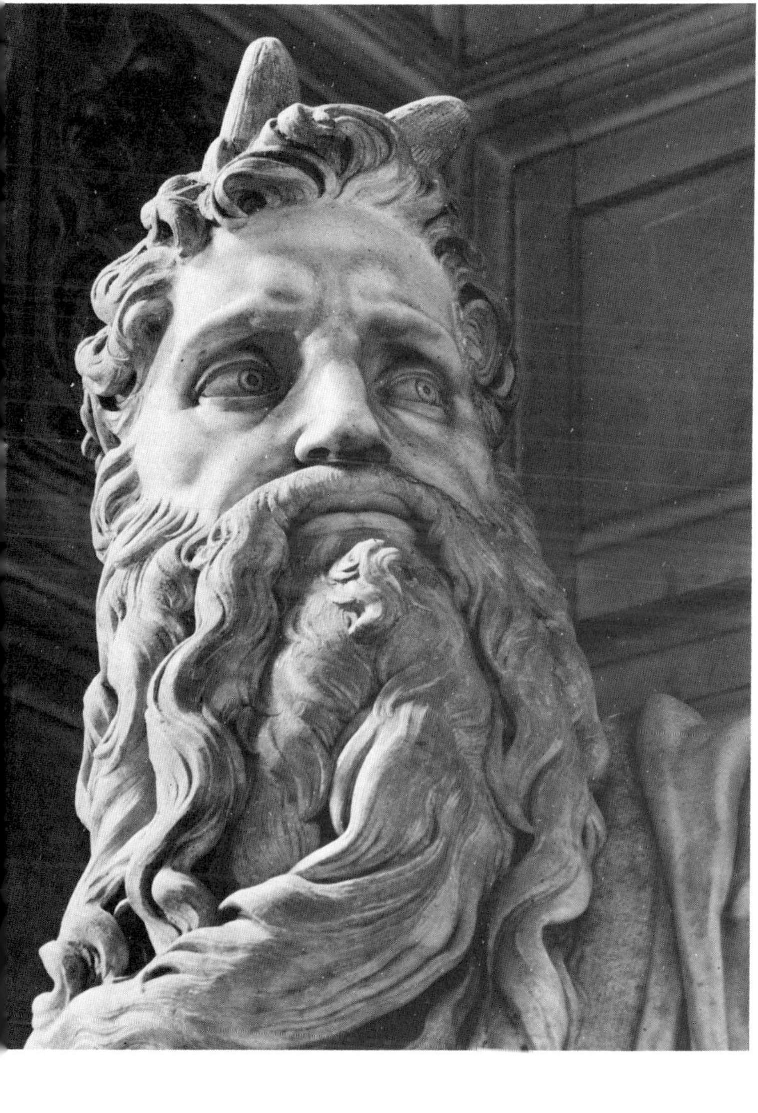

Michelangelo, Kopf des Moses. 1513/16. Vom Grabmal Julius II. Rom, S. Pietro in Vincoli

im Irrtum. Eines war das Standbild der Minerva in der Sammlung seines Gönners Kardinal Albani (Abb. 28), in dem er mit Recht eine letzte Spur von Strenge sah, obwohl es sich natürlich um eine vielfach ergänzte römische Kopie handelt, das andere war die Figur der Niobe (Abb. 29), heute in Florenz, in der wir den Abglanz einer Arbeit des 4. Jahrhunderts sehen, die aber Winckelmann dem hohen Stil zuwies, und zwar um der hohen Einfalt ihrer Schönheit willen, die ihn wieder an Raffael gemahnt (S. 226, 227).

Und doch ist es erst die nächste Phase, die den hohen Stil ablöst, die Winckelmann als den schönen Stil bezeichnet. Von diesem Stil kann er mit größerer Zuverlässigkeit reden, denn einige Werke dieses Stils können seiner Meinung nach auch heute noch gesehen und bewundert werden. Als seine vornehmste Eigenschaft bezeichnet er die Grazie, um deretwillen Praxiteles, Lysippos und Apelles so oft von den antiken Autoren gepriesen wurden. An anderer Stelle (S. 343) äußert Winckelmann die Vermutung, der Apollo Sauroktonos (Abb. 3) sei eine Kopie nach Praxiteles, aber merkwürdigerweise bezieht er sich bei seiner Charakteristik des schönen Stils und seiner Grazie nicht auf diese richtige Beobachtung. Statt dessen fällt er wieder auf seine zwei Analogien zurück: Die Grazie des schönen Stils muß sich zum hohen Stil verhalten haben wie Guido Reni zu Raffael (S. 227) oder, auf dem Gebiete der Literatur, wie Cicero zu Demosthenes. Im Sinne der Kulturentwicklung entspricht der schöne Stil den gesitteten Bürgern Athens gegenüber den Homerischen Helden.

Nachdem er die Grazie so seinem dritten oder schönen Stil zugewiesen hatte, wollte Winckelmann vermeiden, daß man sich die Kunst des Phidias und der anderen erhabenen Meister als ungraziös vorstellte. Das war sie durchaus nicht. Gibt es doch zwei Arten der Grazie (1776, S. 480), die erhabene und die gefällige. Die letztere kam spät zur Reife, und zwar vor allem in der Malerei. Der eigentliche Maler der Grazie war Apelles, der »unter dem wollüstigen jonischen Himmel« geboren war und mit den »zärtlichen Empfindungen begabet, die ein solcher Himmel einflößet« (S. 232, 233). Winckelmann selbst muß gefühlt haben, daß diese Unterscheidungen und Auslassungen zu allgemein gehalten waren, und so fügte er später einen Absatz hinzu, der in seiner didaktischen Klarheit beinahe Wölfflin vorwegnimmt:

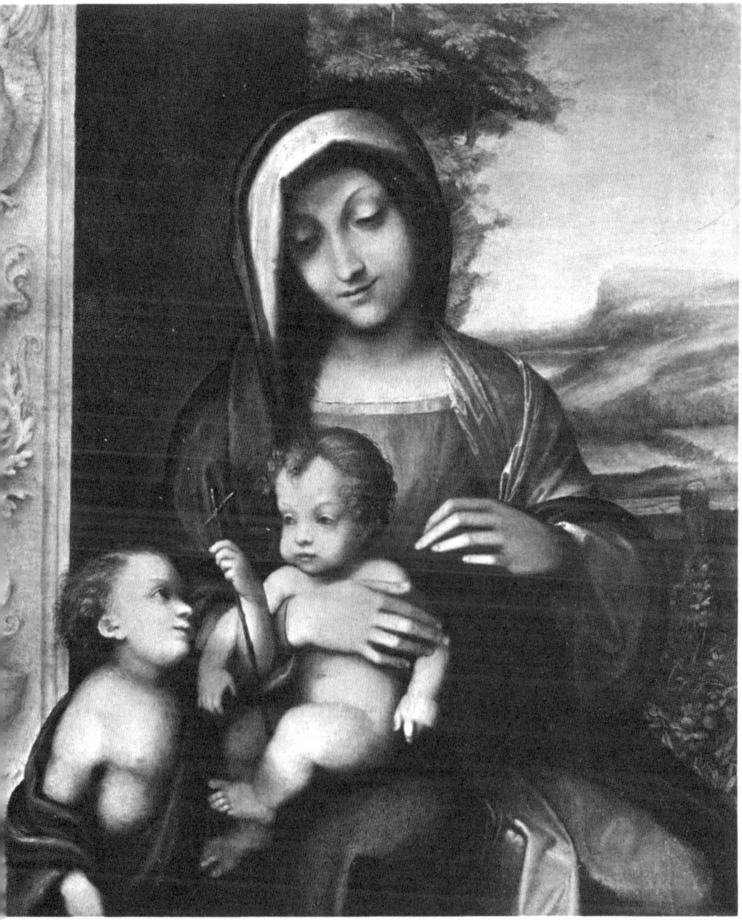

Correggio, Madonna mit Kind und Johannes. Öl auf Holz, auf Leinwand übertragen, 60 x 51 cm. Mailand, Museo Civico d'Arte Antica, Castello Sforzesco

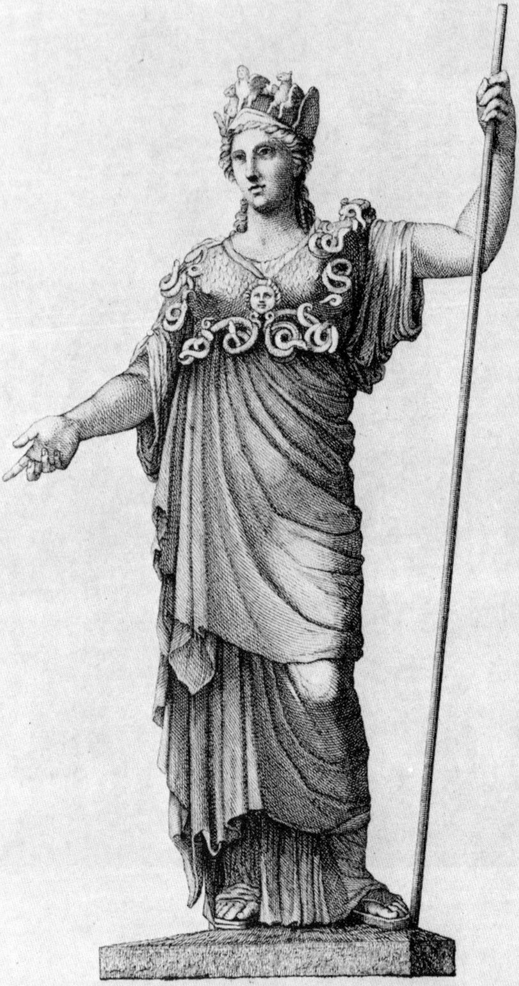

PALLADE
Presentemente situata nella Villa dell' Eminentissimo Sig.r Cardinale Alessandro Albani

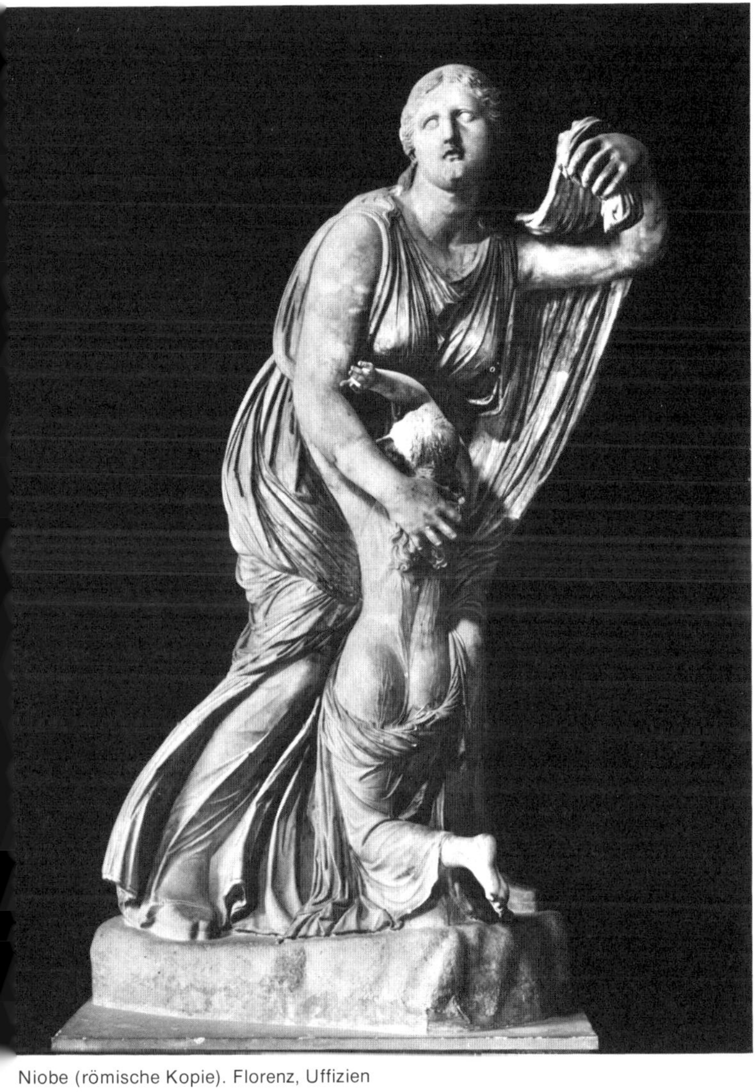

Niobe (römische Kopie). Florenz, Uffizien

Minerva. Rom, Villa Albani. Nach Cavaceppi

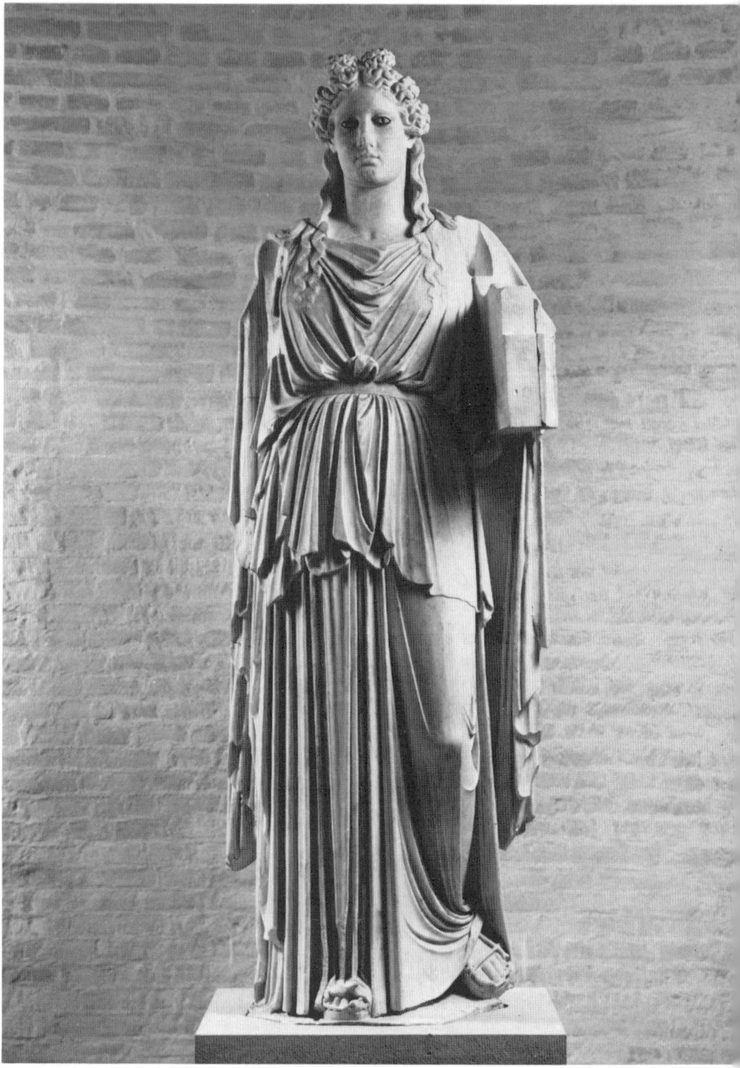

30 Apollo (sog. Apollo Barberini; römische Kopie). 2. Jh. n. Chr., im Stil griechischer We
des 4. Jh. v. Chr. Marmorskulptur, Kopf aus parischem auf Körper aus pentelisch
Marmor, Augen eingelegt. Höhe 2,53 m. München, Staatliche Antikensammlungen u
Glyptothek

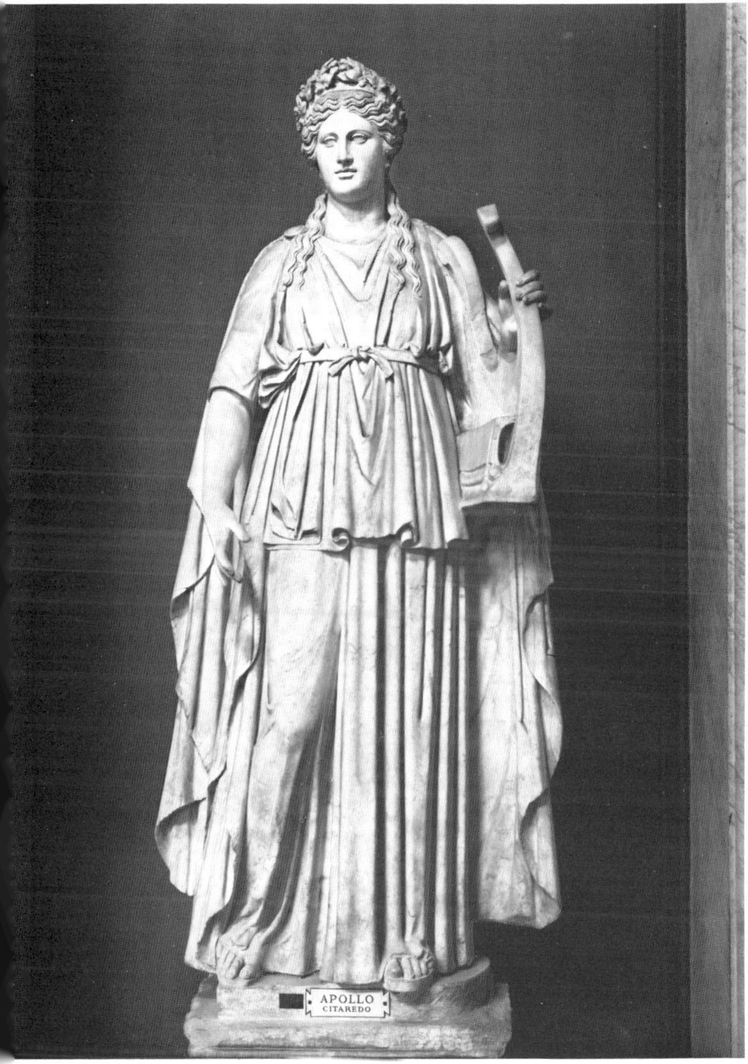

Apollo (römische Kopie). Rom, Musei Vaticani

»Da es schwer ist, die hohe Gratie von der gefälligen zu unterscheiden, so betrachte man die erstere Gratie in einer Muse über Lebensgröße, im barberinischen Palaste, die eine große Leyer Barbyton in der Hand hält [Winckelmann hatte sie dem Ageladas, dem Lehrer Polyklets, zugeschrieben; heute hält man die Statue für die römische Kopie eines Apollo-Standbilds; Abb. 30]. Mit dem frischen Bilde dieser Muse gehe man in den ganz nahe gelegenen päpstlichen Garten auf dem Quirinale, zu einer Muse mit ebendieser Leyer, und die auch im Anzuge jener völlig ähnlich ist [auch hier handelt es sich um die römische Kopie einer Apollo-Statue; Abb. 31], und nach Vergleichung der einen mit der anderen, wird man in dem reizend schönen Kopfe der letzteren Muse die gefällige Gratie deutlich gebildet finden.« (1776, S. 487)

Für Winckelmann stellte der schöne Stil den Inbegriff der Vollkommenheit dar, und doch läßt er durchblicken, daß er den Keim des Verfalls in sich trug. Gerade weil der Begriff der Schönheit nicht höher zu treiben war, mußte die Kunst, »da sie nicht weiter hinausgieng, zurückgehen«. Die Nachahmung trat an die Stelle der Erfindung:

»Es wurden ... durch die Bemühung, alle vermeynte Härte zu vermeiden, und alles weich und sanft zu machen, die Theile, welche von den vorigen Künstlern mächtig angedeutet waren, runder, aber stumpf, lieblicher, aber unbedeutender. Auf eben diesem Wege ist zu allen Zeiten auch das Verderbniß in der Schreibart eingeschlichen, und die Music verließ das Männliche, und verfiel, wie die Kunst, in das Weibische; in dem Gekünstelten verlieret sich oft das Gute eben dadurch, weil man immer das Bessere will.« (S. 236)

Bei seinem Versuch, den Prozeß des Verfalls in der antiken Kunst zu illustrieren, sah sich Winckelmann anscheinend zwei Schwierigkeiten gegenüber. Die eine war psychologischer, die andere diplomatischer Natur. Psychologisch fand er es schwer zuzugeben, daß irgendein Kunstwerk der Alten durchaus schlecht sei, vom diplomatischen Standpunkt aus war es vielleicht noch weniger geraten, bestimmte Stücke im Besitz von Sammlern als verweichlicht oder verkünstelt zu brandmarken.

Das einzige Kennzeichen, das er angibt, ist die »Ausarbeitung freyhängender Haarlocken« bei Marmorbüsten (S. 236) — wohl wieder ein Seitenhieb auf Bernini. Aber eines war ihm möglich: Er konnte zeigen, daß es in der Antike selbst eine starke Reaktion auf diese Entwicklung gab. Falls es nämlich einen solchen Kunstverfall gab, wie es sich aus dem Schema Winckelmanns errechnen ließ, so mußte es auch ein Bestreben unter den Künstlern gegeben haben, ihm entgegen zu arbeiten und zu dem erhabenen Stil ihrer Vorfahren zurückzukehren.

»Auf diesem Wege kann es geschehen seyn, so wie die Dinge in der Welt vielmals im Cirkel gehen, und dahin zurückkehren, wo sie angefangen haben, daß die Künstler sich bemüheten, den älteren Stil nachzuahmen, welcher durch die wenig ausschweifenden Umrisse der Aegyptischen Arbeit nahe kommt.« (S. 237)

Charakteristischermaßen schließt Winckelmann auf diese Reaktion aus einer Stelle bei Petronius, die von dem Verfall der Rhetorik und der Kunst handelt und die er gewiß mißverstand. Aber trotz dieser Irrtümer im Detail hat Winckelmann das Phänomen einer absichtlich archaisierenden Plastik als Erster richtig gesehen und hatte Recht mit seiner Beobachtung, daß das Relief mit einer Prozession von vier weiblichen Göttinnen in der Villa Albani (Abb. 32) aus dieser Phase stammen muß, da der Figurenstil nicht mit den korinthischen Säulen des Tempels zusammenstimmt. Was uns hier besonders interessieren muß, sind natürlich die inneren Antriebe, die nach Winckelmanns Ansicht zu diesem beabsichtigten Primitivismus führten. Er glaubt, der ältere Stil wurde angenommen »zur Erweckung größerer Ehrfurcht«. Auch hier liefern ihm die antiken Schriften über Rhetorik den entscheidenden Anhaltspunkt:

»Denn wie die Härte in der Bildung und in dem Klange der Worte, nach dem Urtheile eines alten Scribenten, der Rede eine Größe gibt, so macht die Härte und Strenge des älteren Stils eine ähnliche Wirkung in der Kunst.« (S. 240)

Es ist offensichtlich, wie leicht ein Leser von Winckelmanns Werk jene Vorliebe für das Archaische entwickeln konnte, die sich um die Jahrhundertwende so allgemein bemerkbar machte. Tatsächlich schlägt Winckelmann selbst schon das Thema an, wo er auf die zwei parallelen Entwicklungszyklen der Kunst zurückgreift:

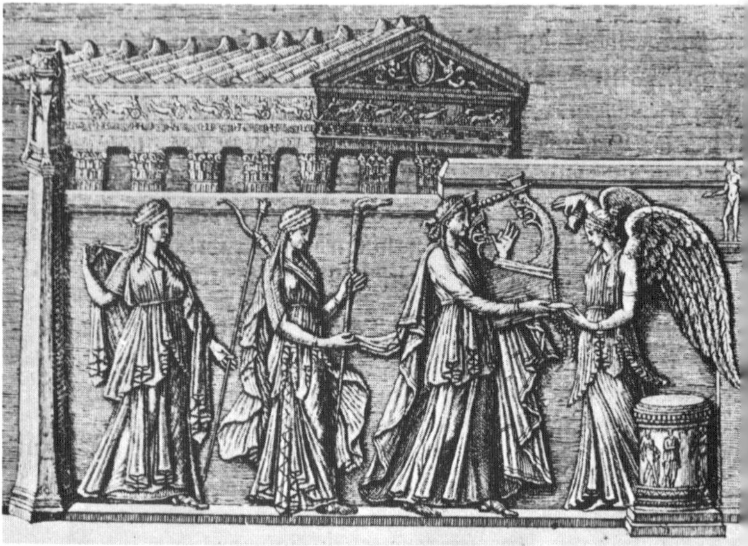

32 Archaisches Relief. Rom, Villa Albani. Aus: J. J. Winckelmann, Geschichte der Kunst des Alterthums. Dresden 1764

»Die Kunst vor dem Phidias, und Michael Angelo und Raphael, ist zwar in keine völlige Vergleichung zu stellen; aber sie hatte dort, wie hier, eine Einfalt und Reinigkeit, die destomehr zur Verbesserung geschickt ist, je ungekünstelter und unverdorbener sie sich erhalten hat.« (S. 331)

Was Winckelmann hier »Einfalt und Reinigkeit« nennt, wurde in der Tat der Schlachtruf der neuen Bewegungen, die die Unschuld der noch unverdorbenen Zeitalter priesen und die sie als »primitiv« bezeichneten, ein Ausdruck, der nicht nur »unentwickelt« bedeutet, sondern auch »ursprünglich«, wie etwa in der Wendung »das primitive Christentum«. Und wieder war es Winckelmann, von dem diese jungen Künstler und Kunstfreunde das Kennzeichen dieser unverdorbenen Einstellung im klaren und deutlichen Umriß sehen lernten. Winckelmann kam zur Hochschätzung dieser Linienführung durch sein Studium der antiken Vasenmalerei (Abb. 33). Beim Malen auf gebranntem Ton müssen, wie er sagt, »die Umrisse ... schnell mit einem einzigen Striche gezogen werden«, weil sonst im Pinsel nichts als Erde zurückbleibt. Bei dieser Technik sind keine Änderungen oder Verbesserungen möglich, »sondern wie die Umrisse gezogen sind, müssen sie bleiben«. So gemahnt die Zuversicht dieser alten Vasenmaler Winckelmann an Raffael, der imstande war, »ganze Figuren mit einem einzigen und unabgesetzten Federstriche« zu zeichnen (S. 123). Man könne nach diesem Merkmal die Arbeiten Raffaels (Abb. 34) von denen seiner nächsten Schüler unterscheiden. Aber während diese Schüler auf dem absteigenden Ast der Kunstentwicklung dieser Leistung nicht mehr fähig waren, gilt das nach Winckelmann nicht für die aufsteigende Linie.

> »Die Altväter neuerer Kunst [Abb. 35] noch in der Kindheit derselben, haben so wie Raphael in ihrem höchsten Glanze that, den Umriß ihrer Figuren mit einer genauen Bestimmung angegeben, und genügten sich nicht, wie diejenigen, die man Machinisten nennet, das ist, die große Werke geschwinde ausführen, ihre Figuren aus dem gröbsten zu entwerfen, und das übrige dem Glücke des Pinsels zu überlassen.« (1767, S. 32)

Der Gegensatz, den Winckelmann hier beschreibt, stimmt schlagend mit dem überein, den Wölfflin später als die Polarität zwischen dem Linearen und dem Malerischen kennzeichnet. Nur ist für Winckelmann der Unterschied eher ein moralischer als ein ästhetischer. Er nimmt den berühmten Ausspruch von Ingres vorweg: »Le dessin est la probité de l'art«, die künstlerische Integrität zeigt sich in der Zeichnung. So kam es, daß die frühen Meister dem verderbten Geschmack eines verweichlichten Zeitalters als Muster vorgehalten werden konnten.

Aber woher kannte Winckelmann die Werke dieser früheren italienischen Meister, deren Stil er so schätzte? Heute mag diese Frage überraschend klingen, denn wir sehen sie in unseren Sammlungen, studieren sie in unseren Kunstgeschichten und finden sie in unseren Reiseführern mit einem Stern bezeichnet. Aber zur Zeit als Winckelmann nach Italien kam, war das durchaus nicht der Fall. Die Zeit war noch nicht gekommen, in der Florenz selbst Rom als Kunststadt überflügelte[13].

Glücklicherweise erzählt uns Winckelmann selbst, wie er zu der Überzeugung kam, daß die Entsprechungen zwischen dem Fort-

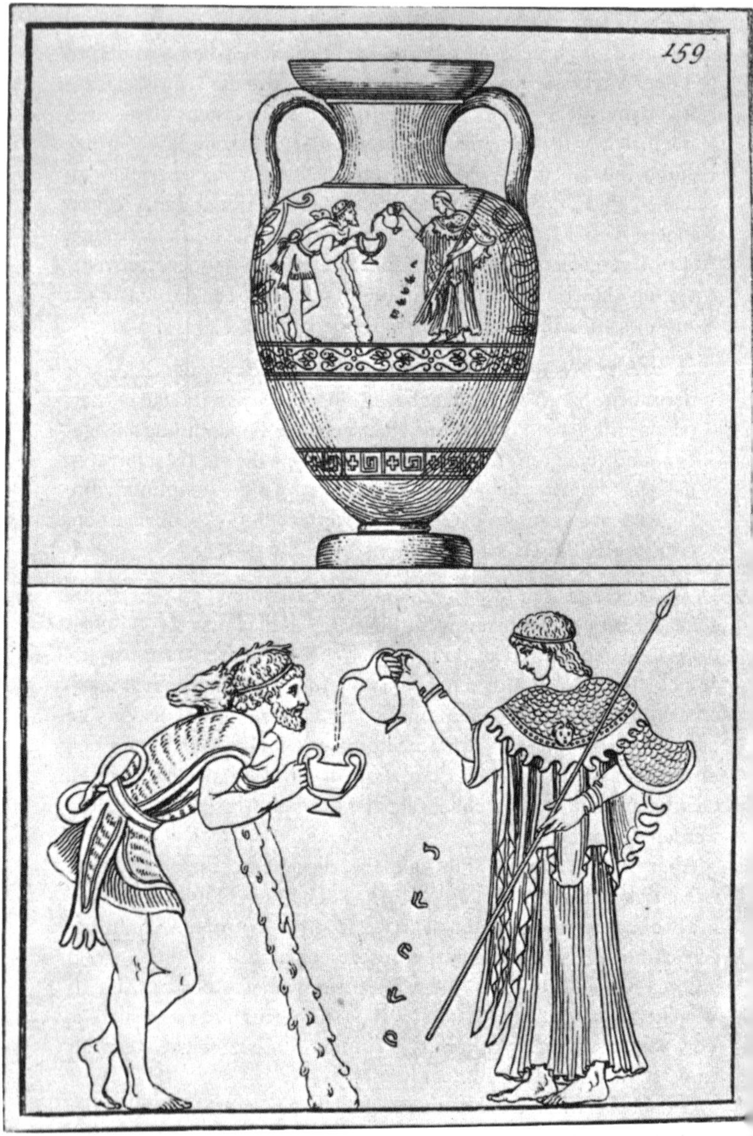

33 Minerva und Herkules. Griechische Vase. Aus: J. J. Winckelmann, Monumenti antic[illegible] inediti. Rom 1767

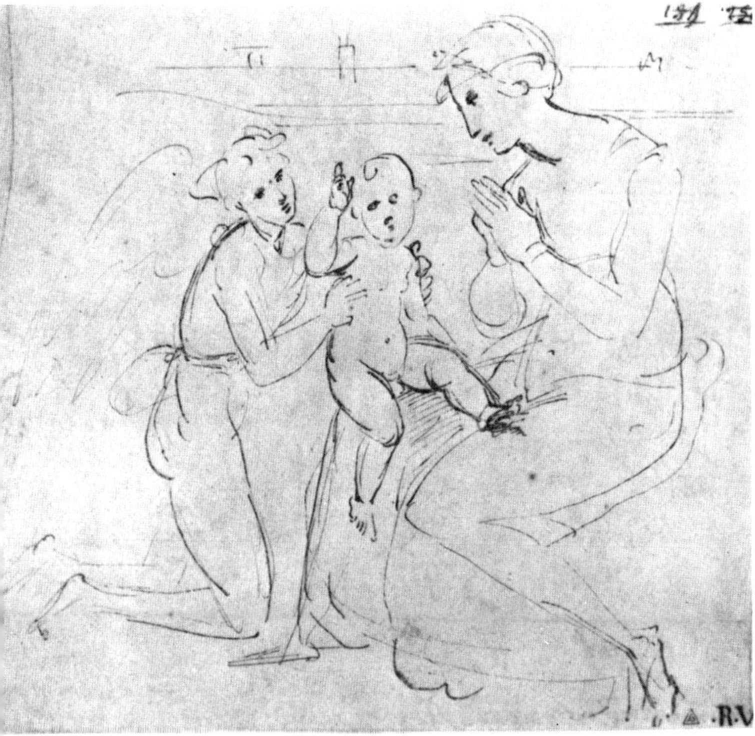

34 Raffael, Madonna mit Kind und Engel. Zeichnung. London, British Museum

schritt der Kunst in der Antike und in der Renaissance zum vollen Verständnis des moralischen Wertes der Kunst führen konnten:

»Von dem Ursprunge, Fortgange und dem Wachsthume der griechischen Kunst ... können sich diejenigen mehr als andere einen Begriff machen, welche die seltene Gelegenheit gehabt haben, Gemählde und sonderlich Zeichnungen von den ersten Mahlern in Italien bis auf unsere Zeiten zu sehen. Vornemlich wenn man eine ununterbrochene Folge von Zeichnungen von mehr als drey hundert Jahren wie mit einem Blicke durchlaufen

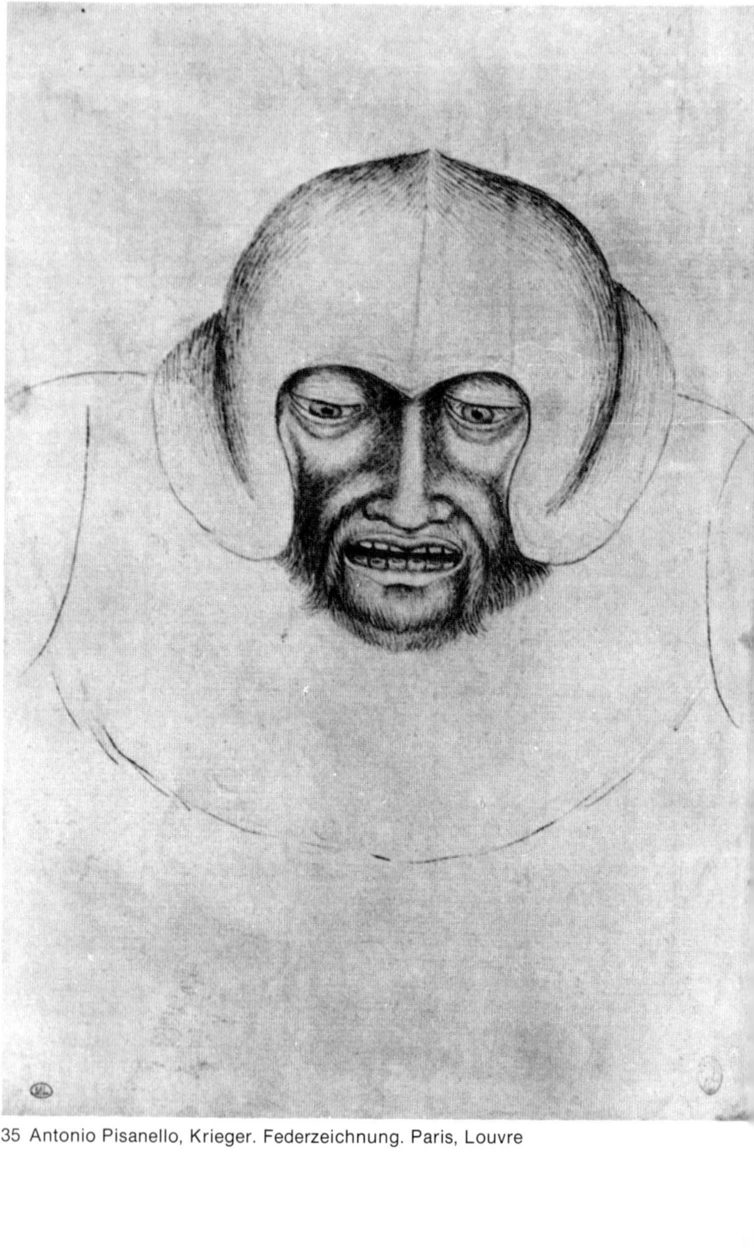

35 Antonio Pisanello, Krieger. Federzeichnung. Paris, Louvre

> und übersehen kann, wozu ein Theil der großen Sammlung von Zeichnungen Herrn Barthol. Cavaceppi, Bildhauers zu Rom, eingerichtet ist, und wenn man aus denselben die Stuffen der neueren Kunst, mit denen welche sich in der Kunst der Alten entdecket, vergleichet, so erlanget man deutlichere Begriffe von dem Wege zur Vollkommenheit unter den Alten. Durch diese Vergleichung wird klar, daß dieser Weg zur Tugend rauh und enge, der zur Kunst, und zwar welcher zur Wahrheit derselben führet, strenge und ohne Ausschweifung sey und seyn müsse.« (1767, S. 31—32)

Es liegt kein Grund vor, Winckelmanns Angaben zu bezweifeln, denn wir wissen auch aus anderen Quellen, daß sein Freund, der Kunsthändler und Restaurator Cavaceppi, eine Sammlung von Handzeichnungen besaß[14], und derartige Sammlungen waren gewöhnlich chronologisch geordnet. Die Sammlung ist längst aufgelöst, aber worauf es ankommt, ist die Neugier und das Interesse, die Winckelmanns Beschreibung unter den Kunstliebhabern erregt haben muß. Sie stammt aus dem Jahre 1767, und drei Jahre später veröffentlichte der Engländer Thomas Patch die erste wichtige Publikation von Meisterwerken des Quattrocento, eine Reihe von 26 Stichen nach den Fresken des Masaccio (und Filippino Lippi) in der Carmine (Abb. 36) und anderen, die dem Giotto zugeschrieben waren. 1774 gab er ein Werk über die Paradiespforten des Ghiberti heraus, von denen er auch einen Abguß nach England brachte.

Das war auch die Zeit, in der der eigentliche Pionier des Studiums der christlichen Kunst des Mittelalters in Italien ankam, Graf Jean Battiste Seroux d'Agincourt. Seine Absicht war, die Geschichte der Kunst dort weiterzuführen, wo Winckelmanns Werk endete, und den zweiten Zyklus zu belegen. Es kam ihm darauf an, daß die Fortsetzung gründlich dokumentiert und illustriert sein sollte, und so beauftragte er zu diesem Zweck eine Reihe junger Künstler, die Werke der früheren Meister aufzusuchen und zu kopieren. Die Bedeutung dieses Unternehmens für das neuerwachte Interesse an den sogenannten primitiven Italienern ist erst durch das Buch von Giovanni Previtali über die Schätzung der Primitiven völlig klargestellt worden[15].

Einer der Künstler, den d'Agincourt beschäftigte, war John Flaxman, der 1787 in Rom eintraf. Schon in England hatte er sich in

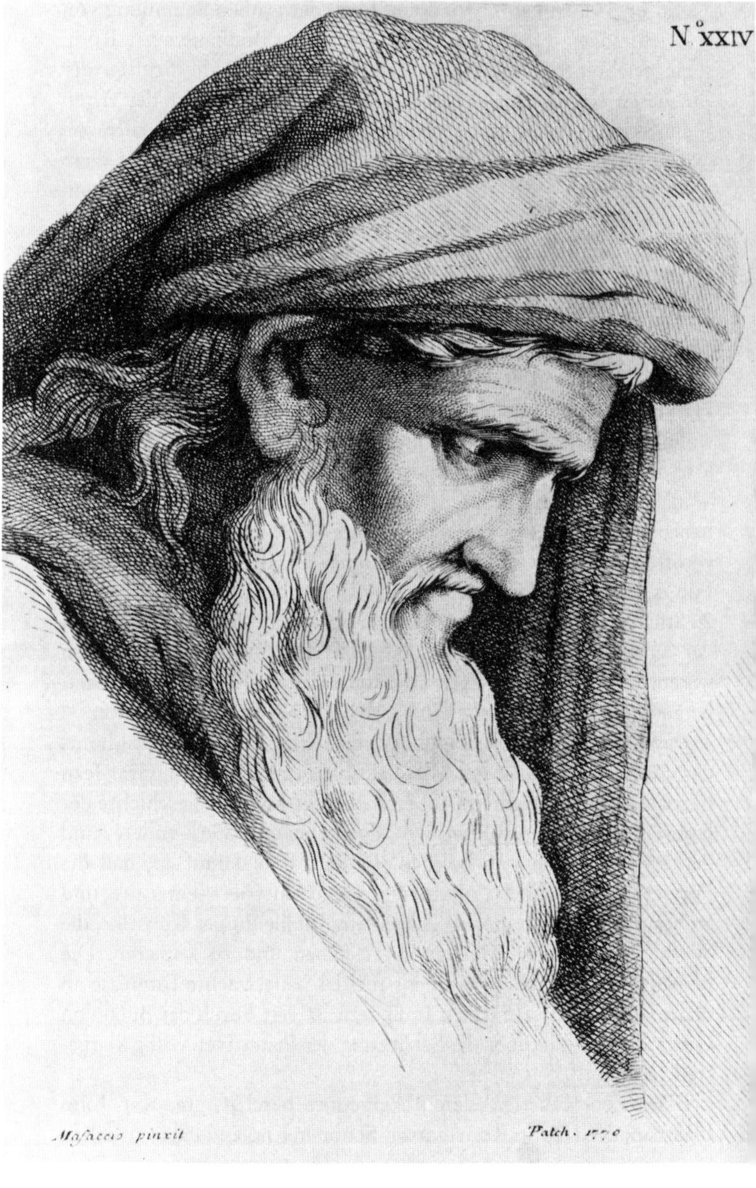
N° XXIV
Masaccio pinxit
Patch. 1770

den Stil der griechischen Vasenmalerei vertieft, den er in seinen Entwürfen für Wedgwood anwandte; auch die Forschungen der englischen Antiquare des 18. Jahrhunderts waren ihm vertraut, hatte er doch Zeichnungen nach Grabmälern in der Westminster Abbey für Goughs »Sepulchral Monuments« geliefert. Die italienischen Skizzenbücher Flaxmans bezeugen sein Interesse sowohl an den frühen Italienern wie an den Werken der archaischen griechischen Kunst[16]. Er kopierte eine frühe griechische Gemme nach Winckelmanns »Geschichte«. Es war der ungeheure Erfolg von Flaxmans Illustrationen zu Homer (Abb. 37) und Dante, der vor allem dazu beitrug, den reinen Stil von klaren Umrißzeichnungen, den man mit der griechischen Vasenmalerei verband, in Mode zu bringen. Bezeichnenderweise verwendete er auch denselben Stil in den Bildern zu einer romantisch-mittelalterlichen Erzählung, »Der Ritter vom flammenden Kreuz« (Abb. 38), die er im Jahre 1796 zum Geburtstag seiner Frau verfaßte und illustrierte. Der Wert der Unschuld und Schlichtheit könnte nicht stärker betont werden als in dem Text und den Bildern dieser kleinen Erzählung, an deren Ende die Seele angehalten wird, das Leben der himmlischen Geister zu betrachten, deren Sendung es ist, die Seelen der Kinder zu lehren und zu leiten, die die Welt ohne den Makel der Schuld verlassen haben. Wir sind in den Jahren, in denen Wackenroder 1797 seinen Schriften über Kunst den schwärmerischen Titel »Herzensergießungen eines kunstliebenden Klosterbruders« gab.

Das ist auch der Hintergrund, vor dem wir die dramatischste Episode im Triumph des Primitivismus am Ende des 18. Jahrhunderts sich abspielen sehen; ich denke hier an die berühmte Revolte einer Gruppe von Rebellen im Atelier des Jacques Louis David, die man *les barbus* oder *les primitifs* nannte, deren Ansichten und exzentrisches Gebahren in den Erinnerungen ihres Mitschülers Delécluze so anschaulich beschrieben sind[17].

Wenn es je einen Maler gab, der dazu neigte, die Ehrfurcht und Tugend vergangener Zeiten mit den heroischen Griechen und Römern zu identifizieren, so war das David, der sich zum künstleri-

◂ 36 Thomas Patch, Stich aus der Serie von Details nach dem Freskenzyklus von Masaccio (vollendet von Filippino Lippi) in S. Maria del Carmine, Cappella Brancacci, Florenz. 1770

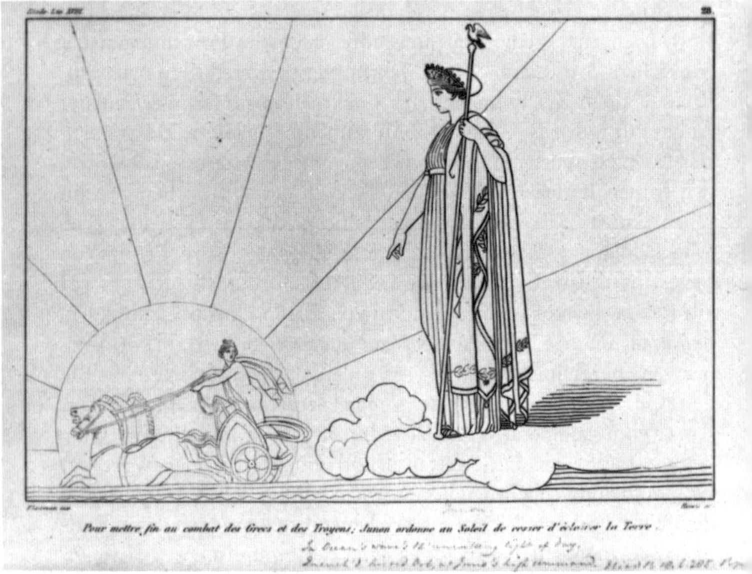

37 John Flaxman, Juno befiehlt der Sonne unterzugehen. Illustration zu: Homer, Ilias. Stich von Piroli, Rom 1793. 12,3 x 18,1 cm. Cambridge, Fitzwilliam Museum

schen Vertreter der Französischen Revolution gemacht hatte und dessen Programm es war, die Künste nach den Idealen zu reformieren, die Rousseau gepredigt hatte. Als er im Jahre 1799 sein neues Werk, »Die Sabinerinnen« (Abb. 39), ausstellte, dessen Tendenz die Versöhnung der feindlichen Parteien war, veröffentlichte er auch eine Schrift über die Stellung der Kunst in der Gesellschaft[18]. Er erinnert seine Leser daran, daß die Herstellung eines Meisterwerks eine teure Angelegenheit ist, und so wie seinerzeit Rousseau drückt auch er seine Überzeugung aus, daß viele solche Werke der Menschheit verlorengehen, weil edle Meister, die gerne ihren Pinsel nur vornehmen und erhabenen Vorwürfen gewidmet hätten, durch die Not dazu gezwungen wurden, unwürdigen und verwerflichen Zwekken zu dienen. Wer die Entstehungsgeschichte von Fragonards »Schaukel« (Abb. 40) kennt, wo der Galan dem Mädchen unter den Rock schaut — ein Porträtauftrag, den ein anderer Maler abgelehnt

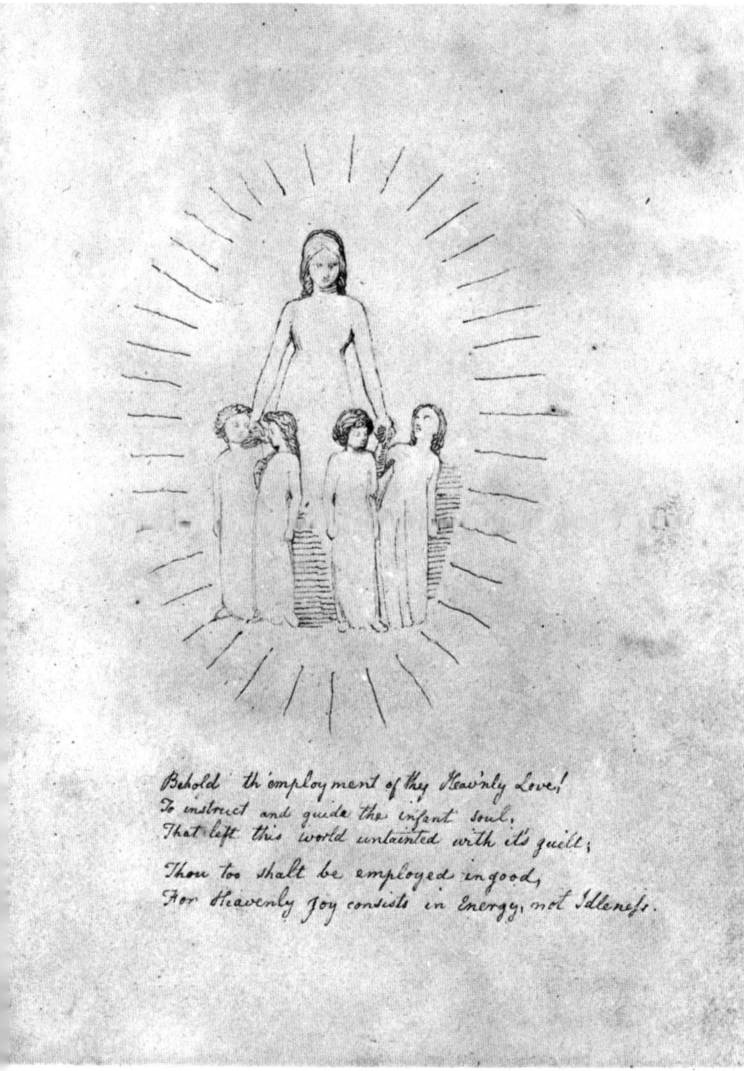
Behold th'employment of they Heav'nly Love;
To instruct and guide the infant soul,
That left this world untainted with it's guilt;
Thou too shalt be employed in good,
For Heavenly Joy consists in Energy, not Idleness.

John Flaxman, Illustration zu: The Knight of the Blazing Cross (Der Ritter vom flammenden Kreuz). 1796. Feder und Tinte, 25 x 13 cm. Cambridge, Fitzwilliam Museum

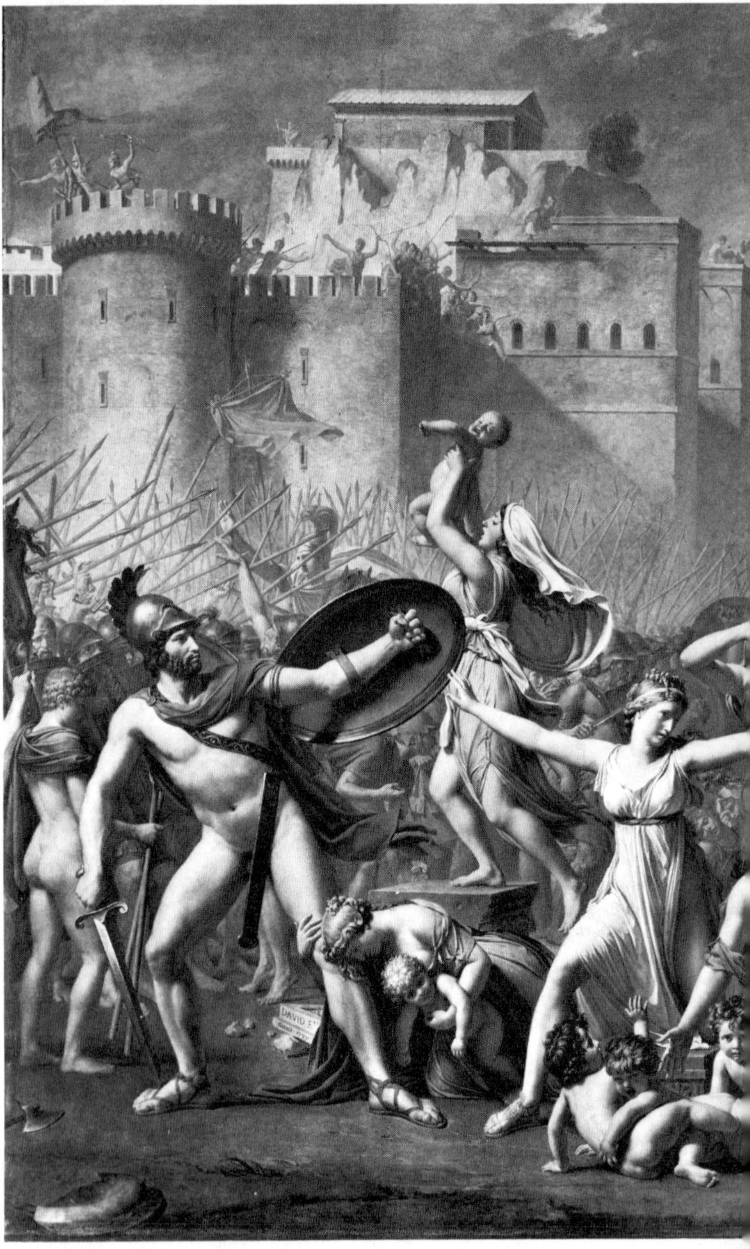
DAVID F

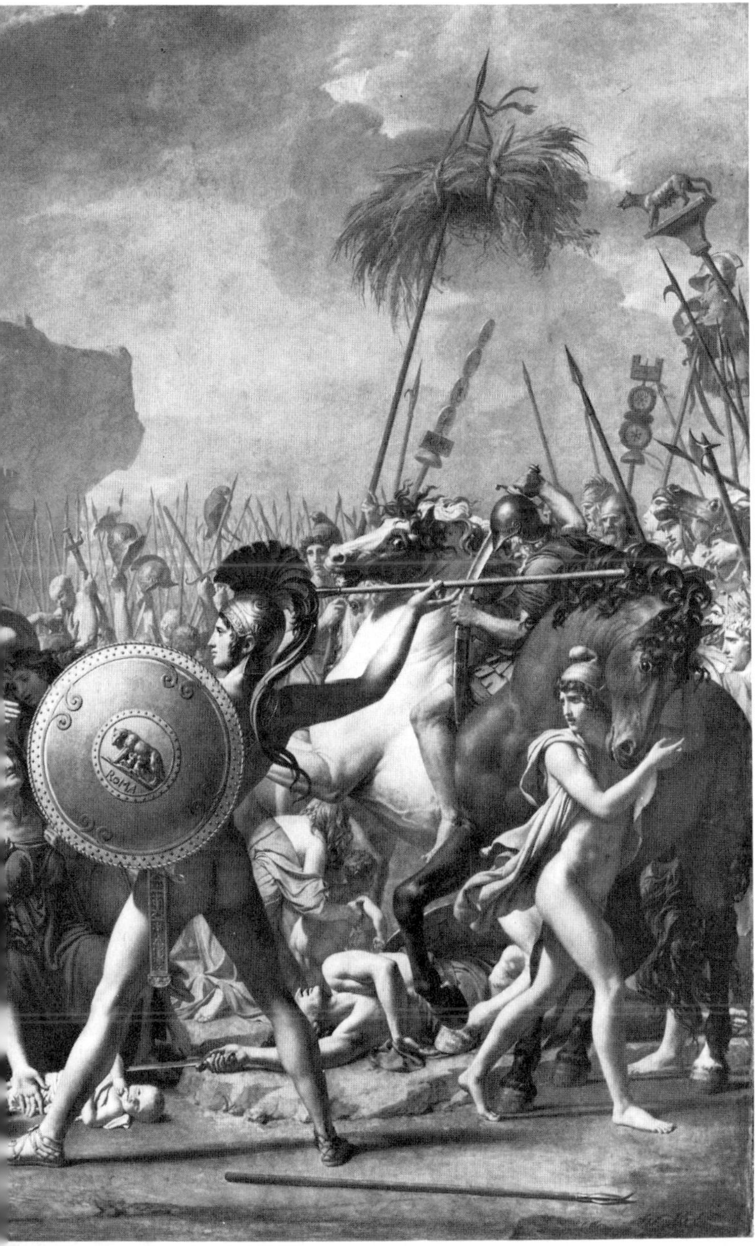
ROMA

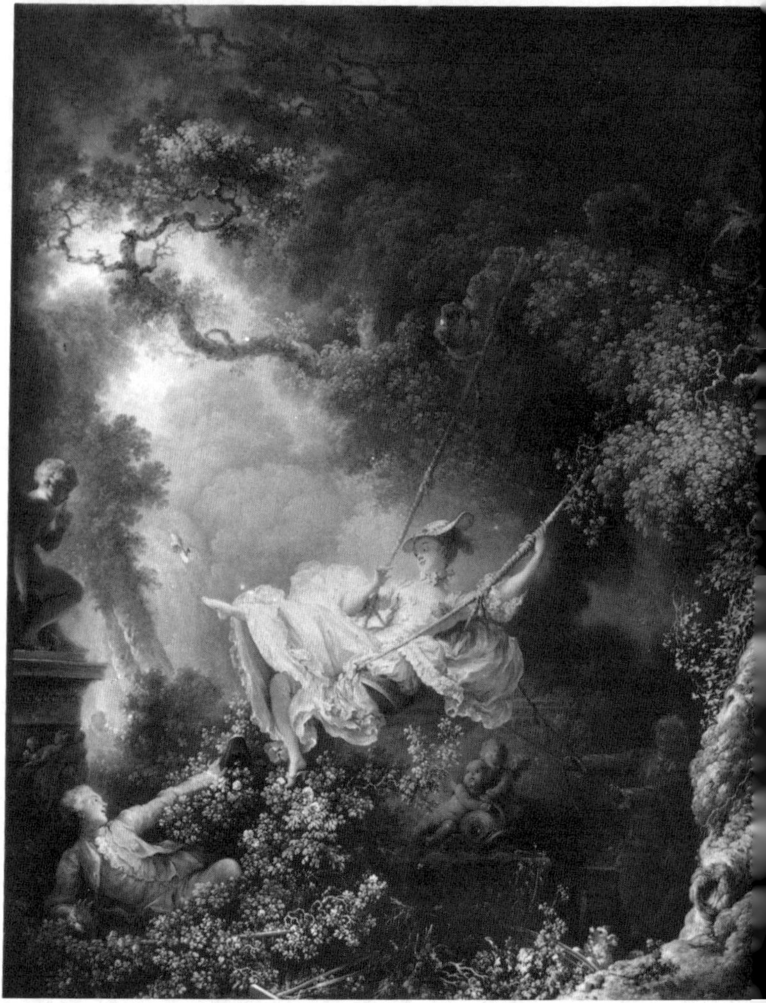

40 Jean Honoré Fragonard, Die Schaukel. 1768/69. Öl auf Leinwand, 83 x 66 cm. London
Wallace Collection

◄ 39 Jacques Louis David, Die Sabinerinnen. 1799. Öl auf Leinwand, 386 x 520 cm. Paris
Louvre

hatte[19] —, der wird auch verstehen, wie David sagen konnte, daß manche Künstler sich für den Lohn einer Phryne oder Laïs, der antiken Kurtisanen, prostituiert hätten.

Es ist nie ganz ungefährlich für ein Schulhaupt, sich als Hort der Tugend aufzuspielen, ob auf dem Gebiet der Kunst oder sonst irgendwo, und so geschah es David wohl recht, was ihm widerfuhr. Er hatte den Studenten verkündet, daß es ihm darum ging, die Griechen und nicht die Römer nachzuahmen, und um so mehr erwarteten sie ein kompromißlos strenges und keusches Werk im Dienste der Tugend. Kein Wunder, daß die Studenten, als sie endlich zugelassen wurden, enttäuscht waren:

> »Man suchte vergebens nach dem Schlichten und Grandiosen, kurz gesagt, nach dem Primitiven, denn das war das Zauberwort, das aus der Diskussion über griechische Vasen stammte. Die rebellischen Studenten beriefen eine Versammlung und erklärten, ihr Lehrer David sei Van Loo, Pompadour, Rokoko.«

Carle Andreas Van Loo (1705—1765) war der Hofmaler der Bourbonen, dessen Name gleichbedeutend war mit Kompromiß und Effekthascherei (Abb. 41); Pompadour bedarf keiner Erklärung, aber das Wort Rokoko, das mittlerweile zu einer neutralen Stilbezeichnung geworden ist, tritt hier anscheinend das erste Mal auf. Es scheint mir möglich, daß die Bildung mit Winckelmanns sarkastischer Bemerkung über das »allerliebste Muschelwerk« zusammenhängt, »ohne welches jetzt kein Zierrat geformt werden kann«[20].

Der Rädelsführer dieser Gruppe war ein gewisser Maurice Quai, der zu jung verstarb, um uns Werke zu hinterlassen. Nur die Schilderung von Delécluze bewahrt uns das rührende Bild eines jungen »Hippy« mit langem Bart, der wie Agamemnon in antikem Gewand einherging. Wir hören von seiner Überzeugung, jedes Werk, das nach Phidias entstanden war (also natürlich auch der Apollo vom Belvedere), sei »manieriert, falsch, theatralisch, abscheulich und gemein«. Der Louvre sollte niedergebrannt werden, denn Museen konnten nur den Geschmack verderben. In der Dichtkunst erkannte er nur Homer, die Bibel und Ossian an, vor allem den letzteren, denn er war »der Primitivste«. Was Euripides betraf, so war er auch Van Loo, Pompadour, Rokoko — mit anderen Worten, Maurice Quai verwarf ausdrücklich das Bild der Entwicklung der Tragödie, das aus der Poetik des Aristoteles stammt und das für so lange Zeit das Paradigma oder Schema eines Fortschritts in der Kunst geboten hatte. Überall witterte er Fäulnisgeruch. Er predigte die Rückkehr zum Evangelium, wobei ihm Christi Segnung der Kinder besonders nahe am Herzen lag — ganz im Geiste von Wackenroder und von Flaxmans kleiner Erzählung.

Diese Flucht aus der Gegenwart in die ferne Vergangenheit war zweifellos durch die allgemeine Enttäuschung an der Französischen Revolution ausgelöst, die den Kult der Vernunft proklamiert und das Christentum unterdrückt hatte.

Es würde bei weitem den hier gegebenen Rahmen überschreiten, der Verbreitung dieser Stimmung in den verschiedenen Kunstzentren Europas nachzugehen. Nur eine Tatsache muß erwähnt werden, die oft übersehen wird, nämlich die Stärke der Abhängigkeit dieser Reaktion von der Entwicklung, die hier skizziert wurde. Der Übergang von dem Kult der edlen Einfalt zu dem der frommen Einfalt ergab sich zwanglos.

Statt der homerischen Aufmachung, in der Quai sich gefiel, trugen sich die selbstbewußten jungen Männer in Österreich und Deutschland, die ihre akademische Schulung verwarfen, entsprechend altdeutsch, wie wir das in dem Selbstporträt von Franz Pforr sehen (Abb. 42), der nicht viel älter war als Quai, als er mit 24 Jahren starb. Ein Brief, den er Anfang des Jahres 1808 aus Wien an Passavant schrieb, gehört zu den frühesten Zeugnissen der romantischen Reaktion.

»Die Kunst ist sehr herabgekommen. Wenn man bedenkt, zu was für einem Zweck man sich jetzt ihrer bedient, so muß man bedauern, daß der Verfall so allgemein ist. Sonst war des Malers Bemühen, durch fromme Gegenstände zur Andacht und durch edle Handlungen zur Nacheiferung zu reizen, und jetzt? — Eine nackte Venus mit ihrem Adonis, eine Diana im Bad, was für Gutes kann eine solche Vorstellung bezwecken? ... Die alten Maler suchten etwas zu machen, das gut ist, aber die neueren machten Werke, die gut scheinen... Geht man aber weiter und sucht Natur und Wahrheit, wo wird man die finden, in den fliegenden Gewändern, in den aufgeschwollenen Muskeln, den übertriebenen Stellungen? Und wenn man nun noch die meisterhafte Behandlung

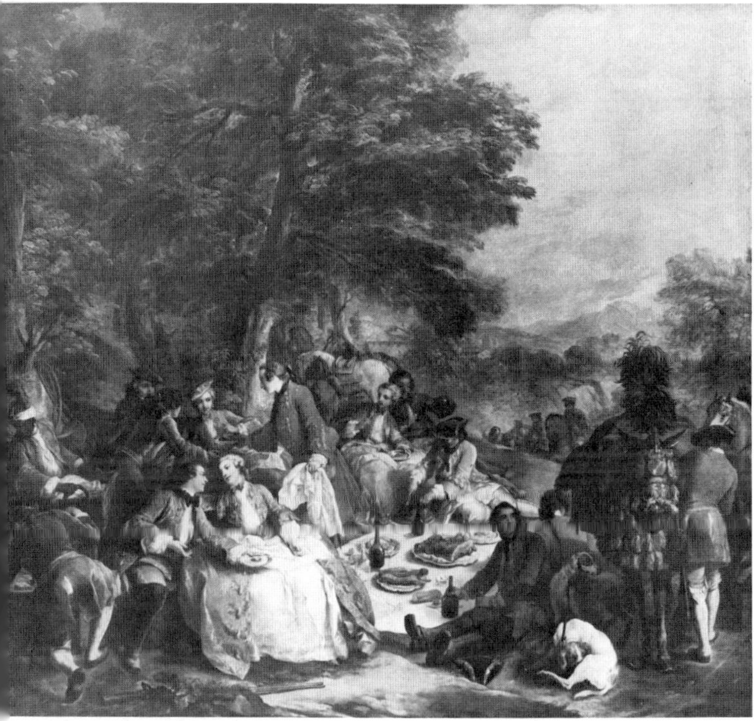

41 Carle Andreas Van Loo, Une halte de chasse (Rast bei der Jagd). Paris, Louvre

rühmen hört, wie keck und leicht alles gemalt sei, so daß man am Ende gar nicht mehr den Gegenstand betrachtet und nur die Kunst bewundern muß, die sich in der Bravour des Künstlers zeigt! Man wirft den Alten ihre Härte und Bestimmtheit in den Konturen vor, das ist ein Fehler, den ich sehr wünsche zu besitzen.«[21]

Wußte Pforr, wie weitgehend seine ketzerischen Ansichten einfach ein Widerhall der Ansichten Winckelmanns, des Vaters der klassizistischen Orthodoxie, waren? Wahrscheinlich nicht. Wäre er doch nicht der einzige Vatermörder, der seine Waffe aus der Rüstkammer seines Vaters entlehnt hatte. Jedenfalls war das das neue Evange-

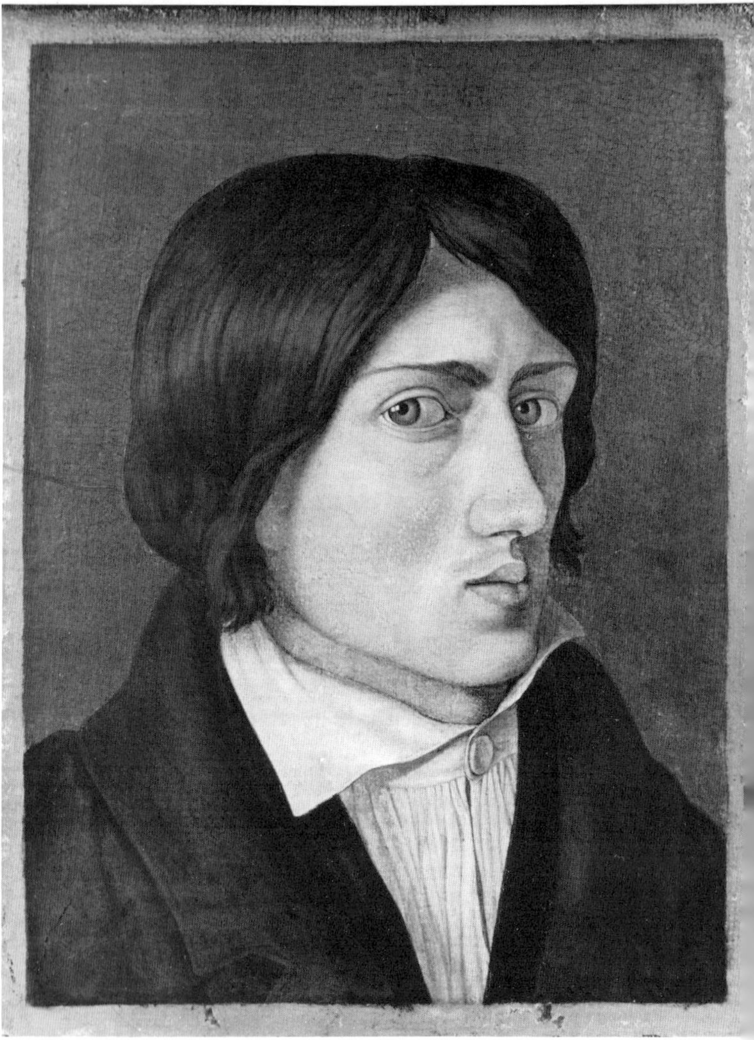

42 Franz Pforr, Selbstbildnis. 1810. Frankfurt a. M., Städelssches Kunstinstitut

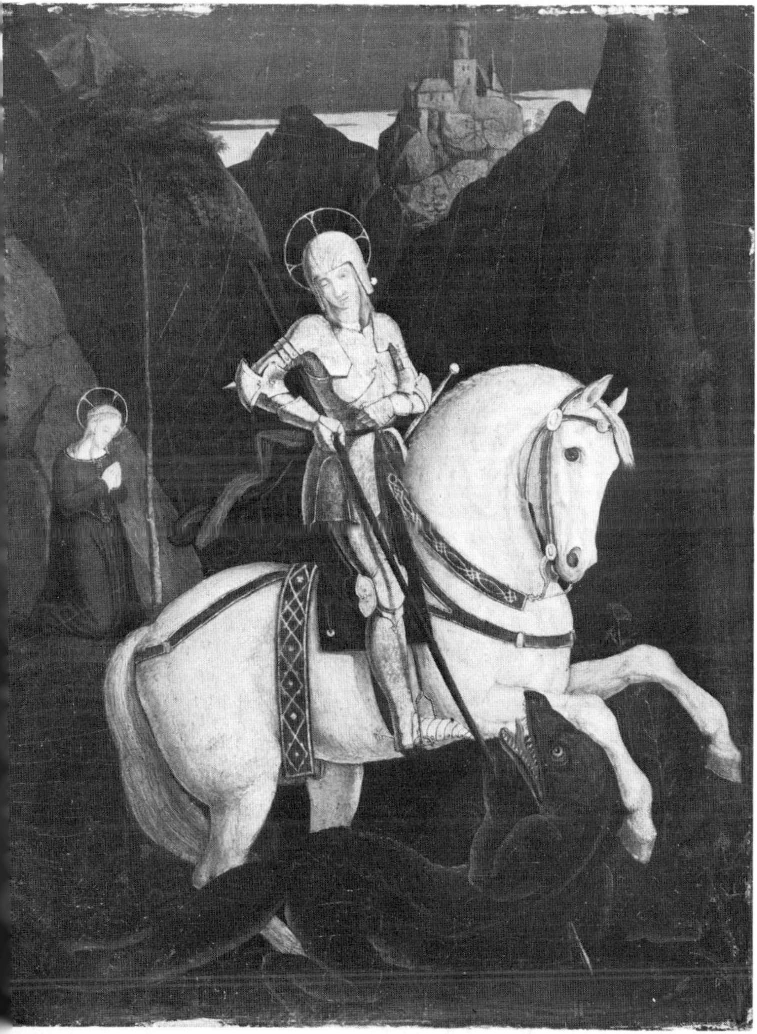

3 Franz Pforr, Der Hl. Georg und der Drache. Holz, 28 x 21 cm. Frankfurt a. M., Städelsches Kunstinstitut

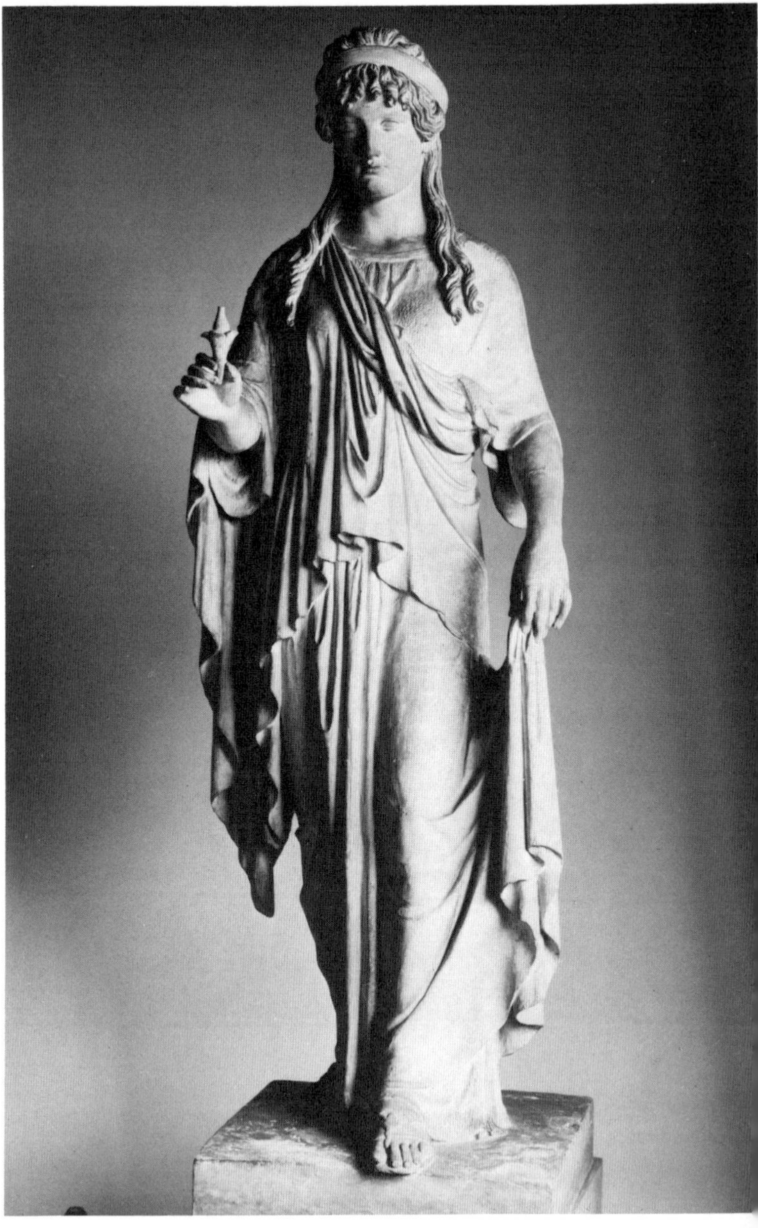

lium, das er mit anderen gleichgesinnten Künstlern nach Rom brachte, wo sie die sogenannte Schule der Nazarener bildeten[22]. Sie nahmen bewußt den Wettstreit mit jenen italienischen und nördlichen Malern des 15. Jahrhunderts auf, die bald als die »Primitiven« bekannt wurden.

Auch hier bewahrte die Parallele der zwei Zyklen der Kunst, die sich im Schema von Fortschritt und Verfall entsprachen, ihre Geltung. Zur gleichen Zeit, als diese Werke entstanden, zollte der dänische klassizistische Bildhauer Bertel Thorwaldsen dem feierlichen Stil der archaischen Skulptur seinen Tribut. Seit 1812 war er in Rom damit beschäftigt, die Funde aus Ägina zu restaurieren, die auch Flaxman in seinen veröffentlichten Vorträgen abbildete. Im Jahre 1817 schuf er seine archaisierende Statue der Hoffnung für ein Grabmal in Rom (Abb. 44)[23]. Der große Umschwung des Geschmacks, der vom Klassizismus zum Primitivismus geführt hatte, beeinflußte nun auch das Schaffen der Künstler.

◀ 44 Bertel Thorvaldsen, Die Göttin der Hoffnung. 1817. Marmor, Höhe 160,8 cm. Kopenhagen, Thorvaldsens Museum

Anmerkungen

1 J. B. Bury, The Idea of Progress, An Inquiry into its Origins and Growth. New York 1955

2 Carl Robert, Archäologische Märchen, 2. Kapitel. Berlin 1886

3 E. H. Gombrich, Vasari's Lives and Cicero's Brutus. In: Journal of the Warburg & Courtauld Institutes, Vol. XXIII, 1960, S. 309—311. — Ders., The Renaissance Conception of Artistic Progress and its Consequences. Norm and Form. Studies in the Art of the Renaissance. London 1966. — Ders., The Leaven of Criticism in Renaissance Art. The Heritage of Apelles. Studies in the Art of the Renaissance. Oxford 1976

4 S. L. Alpers, Ekphrasis and Aesthetic Attitudes in Vasari's Lives. In: Journal of the Warburg & Courtauld Institutes, Vol. XXIII, 1960, S. 190—215

5 E. H. Gombrich, Raphael's Madonna della Sedia. Norm and Form, a.a.O.

6 Aulus Gellius, Noctes Atticae, XIX, 8, 15, cf. — Ernst Robert Curtius, Europäische Literatur und lateinisches Mittelalter. Bern 1948, 14. Kapitel

7 E. H. Gombrich, The Debate on Primitivism in Ancient Rhetoric. In: Journal of the Warburg & Courtauld Institutes, Vol. XXIX, 1966, S. 24—38

8\. J. J. Rousseau, Discours sur les Sciences et les Arts, II. Oeuvres Complètes. Hrsg. v. Bernard Gagnebin und Marcel Raymond. Paris, 1964, Vol. III, S. 21

9 Laut der oben (Anm. 8) erwähnten Ausgabe handelt es sich bei den so angesprochenen Künstlern um Carle und Pierre Van Loo

10 Carl Nordenfalk, Antoine Watteau ... i Nationalmuseum Stockholm 1953

11 Carl Justi, Winckelmann und seine Zeitgenossen, Leipzig 1898, ist keineswegs veraltet

12 Um die Anmerkungen möglichst einzuschränken, habe ich die Seitenzahlen der ersten Ausgabe von 1764 in Klammern beigegeben. Das Jahr 1767 bezieht sich auf »Anmerkungen über die Geschichte der Kunst des Alterthums«, Dresden, das Jahr 1774 auf die Wiener Ausgabe, die

Zusätze enthält, die Winckelmann für eine Neuausgabe vorbereitet hatte

13 Camillo von Klenze, The Growth of Interest in the Early Italian Masters from Tischbein to Ruskin. In: Modern Philology, IV, Oktober 1906, S. 1—68

14 Kurt Cassirer, Die Handzeichnungssammlung Pacetti. In: Jahrbuch der Preußischen Kunstsammlungen, 43, 1922, S. 63—96

15 Giovanni Previtali, La Fortuna dei Primitivi dal Vasari ai Neoclassici. Turin 1964

16 Margaret Whinney, Flaxman and the Eighteenth Century. In: Journal of the Warburg & Courtauld Institutes, Vol. XIX, 1956

17 E. J. Delécluze, Louis David, son école et son temps. Paris 1855. Vgl. auch N. Schlenoff, Ingres. Paris 1956

18 Der Text stammt aus Recueil der Schriften von P. J. Mariette/C. N. Cochin/M. Deloynes, Catalogue de la Collection de Pièces sur les Beaux Arts. Paris 1881, Vol. 21

19 Katalog der Wallace Collection London, Pictures and Drawings. London 1920, unter No. 430

20 Eine französische Übersetzung wurde im Januar 1756 im »Journal Etranger«, S. 104—163, veröffentlicht. Winckelmanns »Schnörkel und das allerliebste Muschelwerk« wurde hier übersetzt als »Les colitichets et les coquillages de fantaisie«. Ich verdanke diesen Hinweis Herrn Alex Potts

21 Wien, 6. Januar 1808; vgl. H. Uhde-Bernays, Künstlerbriefe über Kunst. Dresden 1926, S. 390

22 Keith Andrews, The Nazarenes. Oxford 1964

23 Adolf Rosenberg, Thorwaldsen. Leipzig 1896

II Von der Romantik zum Modernismus

Man hat den Historiker einen rückwärts gewandten Propheten genannt. Seine Aufgabe ist nicht nur nach Rankes berühmtem Wort zu fragen, »wie es eigentlich gewesen ist«, er möchte auch gerne wissen, »wie es eigentlich so gekommen ist«. Besonders treibt ihn sein Ehrgeiz zu dieser Fragestellung, wenn er in seine eigene Zeit blickt. Das Kunstleben unserer Zeit steht ganz im Zeichen des Fortschrittsgedankens. Vielen ist das so selbstverständlich, daß sie diese Einstellung auch für vergangene Kunstepochen voraussetzen. Wir haben gesehen, daß selbst im 18. Jahrhundert die Dinge nicht so einfach liegen. Damals hatte das Bild des Fortschritts noch sein beängstigendes Gegenbild, das des Verfalls. Wie kam es da zum Umschwung? Wo liegen die Wurzeln der veränderten Geisteshaltung, deren Auswirkung wir überall um uns herum sehen, ob wir sie nun bejahen oder verneinen?

Ich glaube, es kann uns dazu verhelfen, diese Frage klarer zu fassen, wenn wir zunächst einen wichtigen Zeugen der Entwicklung unseres Jahrhunderts hören, der die Situation schon vor mehr als 50 Jahren mit unheimlichem Tiefblick erkannte. Ich spreche von meinem ehemaligen Lehrer, dem Wiener Kunsthistoriker Hans Tietze, der, 1880 geboren, im Jahre 1954 im New Yorker Exil verstarb. Tietze war ein begeisterter Vorkämpfer der modernen Kunst in Österreich gewesen, und sein mutiges Eintreten für den jungen Kokoschka ist in dem schönen Doppelporträt mit seiner Frau aus dem Jahre 1909 verewigt, das heute zu den Schätzen des Museum of Modern Art in New York gehört (Abb. 45). Er war tatsächlich hingerissen gewesen von den Schöpfungen der expressionistischen Revolution, die auch Wien in den Jahren vor dem Ersten Weltkrieg erfaßt hatte, und er rieb sich auf im Dienst der örterreichi-

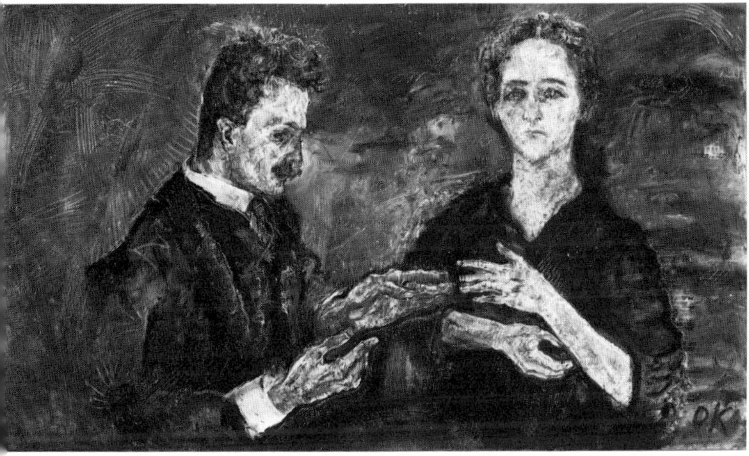

45 Oskar Kokoschka, Hans Tietze und Erica Tietze-Conrat. 1909. Öl auf Leinwand, 76,5 x 136,2 cm. New York, The Museum of Modern Art, Abby Aldrich Rockefeller Fund

schen Sammlungen in seinem Bestreben, die Behörden zum Ankauf zeitgenössischer Werke zu überreden. Aber Tietze war nicht nur ein engagierter Kunstkritiker, er war auch ein passionierter Historiker, und es war der Historiker in ihm, der ihm die nötige Distanz gab.

Im Jahre 1925, also zur Zeit, als die expressionistische Welle zu verebben begann, veröffentlichte Tietze ein kleines Buch unter dem Titel »Lebendige Kunstwissenschaft. Zur Krise der Kunst und der Kunstgeschichte«[1]. Es enthält einen Aufsatz, »Die Krise des Expressionismus«, der es verdiente, besser bekannt zu sein. Seine Betrachtungen über die Auswirkung des Fortschrittsgedankens auf die zeitgenössische Kunst treffen ins Schwarze. Tietze hatte sich nämlich die Frage gestellt, wie es möglich war, daß eine neue Kunstsprache schon wieder als veraltet galt, die noch vor zwölf Jahren von der Avantgarde als der Stil der künftigen Epoche proklamiert worden war.

»Es war schon 1912 nicht schwer, die Unmöglichkeit dieser waghalsigen Prophezeiung vorauszusehen. An diesem fundamentalen Mißverständnis trug zum guten Teil schuld, daß diese

Generation in den Ideen des evolutionistischen Historismus aufgewachsen war. Die einzelne Erscheinung zog ihre Geltung weniger aus ihrem Eigenwert als aus ihrem Platz in einer Entwicklungskette, alles schien gleitend und relativ, Folge der früheren Stufen, Vorbereitung der nachkommenden, nicht ein organisches Ganzes, sondern Beleg der stilistischen Entwicklung. Alles Kunstgeschehen hatte sich in eine Abfolge von Stilen und ›Richtungen‹ aufgelöst, die sich mit naturgesetzlicher Sicherheit abwickelten, die Stellung des Kunstwerks innerhalb einer Stilrichtung gewann maßgebende Bedeutung und Merkmale äußerlicher Natur schienen über seinen Wert und Unwert zu entscheiden. Damit begann jener Reigen der ›ismen‹, dessen immer rascher werdendes Tempo zuletzt ins Groteske übersprang; zwischen Frühlings- und Herbstsalon öffneten sich unüberbrückbare Klüfte, die Entwicklungsperioden der jungen Genies wurden nach Monaten registriert und die Werke veralteten, ehe sie trockneten.

An alledem war gewiß eine Hypertrophie der Kunsthistorie mit schuld, und wenn einige Ankläger den Expressionismus den Kunsthistorikern in die Schuhe schieben, so haben sie schon in gewissem Sinne recht. Richtiger wäre allerdings, nicht die Kunsthistoriker anzuklagen, sondern den waltenden Historismus — denn jene und ihre Zahl und Geltung sind doch offenbar ein einzelnes Symptom dieses —, auch die Künstler selbst haben sich seiner Gewalt nicht zu entziehen vermocht, und manch einer hat, statt Kunst zu schaffen, einem Stil zu folgen gestrebt. Auch für ihn selbst war sein Werk keine in sich geschlossene Ganzheit, sondern nur ein Durchgangspunkt, ein Kettenglied in seiner eigenen Entwicklung; nicht an sich allein ins Auge zu fassen, sondern durch seine Beziehung nach hinten und vorn von Interesse! Keine Schöpfung, sondern ein Dokument.«

Was Tietze im Jahre 1925 mit so viel Überzeugungskraft charakterisierte, hat Harold Rosenberg in unseren Tagen als »the Tradition of the New« (die Tradition des Neuen) gekennzeichnet. Worum es uns gehen muß, ist die Frage nach dem Ursprung dieser Bewegung, die ich den Modernismus nennen möchte. Gewiß wäre das ein Riesenunternehmen, aber ich darf daran erinnern, daß es hier nur darauf ankommt, diese Entwicklung in ein diagrammatisches Schema einzufangen. Unvermeidlichermaßen muß ich mich dabei auch weiterhin mehr mit Texten als mit Kunstwerken befassen, und dabei stellt sich die Frage ein, ob denn das Kunstschaffen wirklich von der Theorie her gesteuert ist? Das war denn auch der Grund, warum ich Tietzes Gedanken über die Lage um 1925 hier zum Ausgangspunkt wählte, zeigte er doch die Verbindungswege auf, die von einer philosophischen Anschauung zum Kunstschaffen führen. Die Anschauung, die er Historismus nennt, ist die gleiche, die mein Freund Karl Popper später unter der Bezeichnung Historizismus einer vernichtenden Analyse unterzog[2]. Übrigens sollte auch der erste Abschnitt dieser Schrift bereits gezeigt haben, daß Ideen für die Kunst wichtig werden können und daß die Meinungen, die Winckelmann im Jahre 1764 formulierte, zwei Generationen später im Nazarenertum Gestalt gewannen.

Blicken wir nochmals auf das Paradigma, mit dem ich den Fortschrittsgedanken der Antike zu veranschaulichen suchte, das heißt, die Entwicklung vom starren archaischen Stil bis zur meisterlichen Behandlung des menschlichen Körpers, die in der Kunst des Lysippos, des Zeitgenossen Alexanders des Großen, zur Vollendung gelangt sein soll (Abb. 1—4). Ich beschrieb diesen Fortschritt als die Erarbeitung technischer Mittel zu einem gegebenen Zweck, eben die überzeugende Darstellung des menschlichen Körpers in Ruhe und Bewegung. In der Auffassung, die ich den »instrumentalistischen« oder klassischen Fortschrittsgedanken nannte, hört die historische Entwicklung auf, sobald der Zweck erzielt und die Vollkommenheit erreicht ist. Die wenigen Namen antiker Bildhauer nach Lysippos, die uns überliefert sind, lassen sich nicht mehr in eine solche klare Abfolge einreihen. Die klassische Auffassung einer vollendeten Lösung bringt es mit sich, daß die weitere Geschichte nur mehr vom Verfall oder bestenfalls von der Wiederherstellung der Kunst berichten kann. Schließlich kann nichts vollkommener sein als die Vollkommenheit.

Ich erwähnte auch, daß Vasari diese instrumentalistische Auffassung der Kunst teilte, wonach die Malerei aus ihrer tiefsten Erniedrigung wieder zu den Höchstleistungen Raffaels und Michelangelos aufstieg. Aber während er noch am Werke war, wurde sein Glaube an die Wiedergeburt der Antike, die Renaissance, schon unmerkbar durch eine neue und wirksamere Macht untergraben, die Macht des

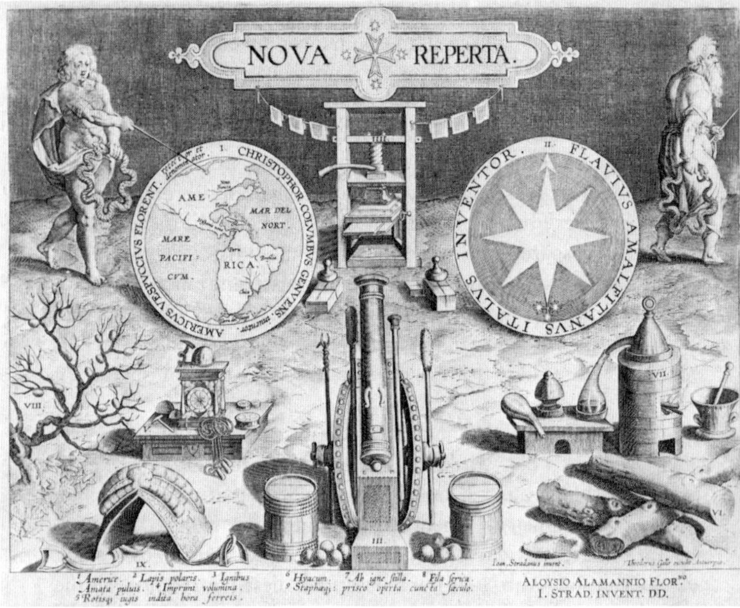

46 Jan Stradanus, Titelseite zu: Nova Reperta. Um 1600. London, Warburg Institute

technischen und wissenschaftlichen Fortschritts. Zufällig war es ein Schüler und Mitarbeiter Vasaris, der Vlame Jan van Straat oder Stradanus, der diesen neuen Glauben in einer bekannten Folge von Kupferstichen veranschaulichte, die er unter dem Titel »Nova Reperta« — neue Erfindungen und Entdeckungen — um das Jahr 1600 veröffentlichte[3]. Wie die Titelseite zeigt (Abb. 46), handelt es sich bei diesen Neuerungen gerade um die Dinge, die die Neuzeit von der Antike unterscheiden: die Entdeckung Amerikas, der Kompaß, das Schießpulver, die Druckerkunst, Uhrwerke, Alkoholbrennerei, Seide und Steigbügel und ein angebliches Heilmittel gegen die Syphilis.

Es ist interessant, wie viele dieser Neuerungen aus dem Orient kamen. Wir haben alle in der Schule gelernt, daß der Kompaß und das Schießpulver von den Chinesen erfunden wurden. Es spricht viel dafür, daß auch die Buchdruckerkunst, die es schon lange in China gab, von dorther nach Europa kam[4], und für die Papiererzeugung läßt sich das sogar Schritt für Schritt belegen. Sowohl die Seide als die Steigbügel wurden aus Asien übernommen, und das Wort Alkohol ist arabisch.

Man darf vermuten, daß es das Einströmen dieser neuen Elemente war, das der alten zyklischen und organischen Fortschrittsauffassung, die noch im Ausdruck Renaissance weiterlebt, ein Ende setzte[5]. Die Wiedergeburt des Altertums hatte als gleichbedeutend mit der Wiederbelebung der Kultur gegolten. Die Berührung mit anderen Kulturen hatte zu einer unmerklichen, aber entscheidenden Akzentverschiebung geführt. Dank dieser Neuerungen, besonders in der Technik, war es nun nicht mehr wünschenswert oder auch nur möglich, die Antike zurückzubringen. Auf unserem Stich sehen wir, wie das alte Zeitalter abtritt und das neue ankommt. Es geht nicht mehr um die Vervollkommnung von Mitteln zu einem gegebenen Zweck, jetzt machen es neue Mittel möglich, neue Ziele zu setzen. In der Geschichte gab es kein Zurück mehr. Der Verlauf des Fortschritts war unabsehbar geworden.

Man könnte den Stich, der Amerigo Vespucci zeigt (Abb. 47), wie er mit dem Astrolabium als erster das Kreuz des Südens vermißt, neben die Aufnahme stellen, die Armstrong bei seinem ersten Schritt auf dem Mond zeigt, und dann vielleicht weitere Episoden aus den Romanen und Filmen, die unendlich viele weitere Abenteuer der Raumfahrer erträumen.

Gerade diese unbegrenzte Fortschrittsauffassung muß uns hier beschäftigen, aber es gilt auch zu bedenken, daß ihre Einwirkung auf die Kunst erst allmählich bemerkbar wurde. Wir erinnern uns, daß Winckelmann im 18. Jahrhundert nicht die Notwendigkeit eines Fortschritts in der Kunst verkündete, sondern die Nachahmung der griechischen Werke, durch die allein dem Verfall Halt geboten werden konnte. Aber war das überhaupt möglich? Winckelmann selbst hatte ganz gegen seine Absicht seine eigene Stellung untergraben, da er darauf bestand, daß die Größe der griechischen Kunst sich nur aus den einzigartigen Verhältnissen der griechischen Kultur erklären ließe, wie etwa aus der Rolle der Gymnastik in der Erziehung und der allgemeinen Bewunderung für den vollkommenen

Körper, die dies mit sich brachte. Es war nur zu leicht, sein Dogma umzustoßen, indem man darauf hinwies, daß diese Verhältnisse unwiederbringlich vorbei seien und daß jedes Volk und jede Kultur einen eigenen Charakter und darum auch eine eigene Kunst haben mußte.

Es war vor allem Winckelmanns jüngerer Zeitgenosse Johann Gottfried Herder, der diese Konsequenz zog und immer wieder darauf bestand. Obwohl er niemandem nachstand in seiner Bewunderung für die Kunst der Griechen, wies er darauf hin, daß es irreführend sei, die Leistungen der ägyptischen Bildhauerei nach griechischen Maßstäben zu bemessen; diente sie doch im Zusammenhang der Kultur ganz anderen Zwecken[6]. Ebenso abwegig war es, von der deutschen Kunst des Mittelalters zu verlangen, daß sie sich den heidnischen Griechen anglich, denn mit dem Christentum war ein neues Element erschienen, das nicht weggedacht werden konnte. Hier liegt ein Keim jenes Historismus, der Tietze beschäftigte. In den nördlichen Ländern Europas fand er besonders starken Widerhall, denn dort war man sowieso geneigt, gegen die exklusiven Ansprüche der lateinisch-romanischen Welt zu revoltieren. War Shakespeare nicht Racine mindestens ebenbürtig, obwohl er die klassischen Regeln des Aristoteles nie befolgt hatte? Es traf sich gut, daß es selbst in der antiken Kunstlehre Ansätze zu der Auffassung gibt, daß die vollendete Schönheit nicht den einzigen Wert darstellt. Daneben gab es auch den schwer definierbaren Wert des »Erhabenen«, von dem Longinus in seinem Traktat über die Rhetorik handelt, der in dem denkwürdigen Schluß gipfelt, das Erhabene sei »der Klang einer edlen Seele«. Wenn es außerhalb der antiken Welt auch edle Seelen gab, so mußte es auch die Möglichkeit geben, außerhalb des Kanons der antiken Kunst erhabene Werke zu schaffen.

Es ist in diesem Zusammenhang wesentlich, daß diese Suche nach einer Alternative an sich durchaus keine Verwerfung von Winckelmanns These bedeutet, wonach das Ideal vollkommener Schönheit ein für allemal von den Griechen und von Raffael verkörpert worden war. Im Gegenteil, gerade weil dieser Anspruch unumstößlich schien, war es um so dringender, auch die Berechtigung anderer Stile und anderer Kunstarten zu beweisen. Hier — im Sinne dieser diagrammatischen Darstellung — liegen die Wurzeln des ersten

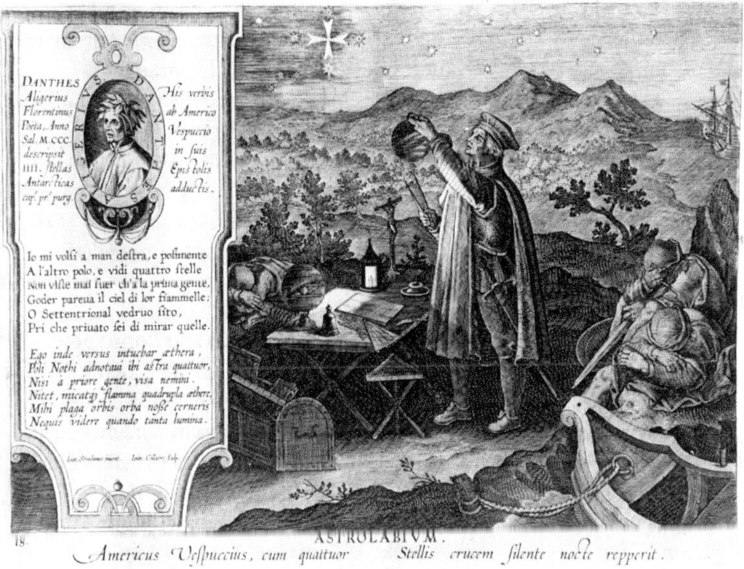
DANTHES Aligerius Florentinus Poëta, Anno Sal. M.CCC. deſcripſit IIII. ſtellas Antarcticas cap. pr. purg.
His verbis ab Americo Veſpuccio in ſuis Epiſtolis adductis.
Io mi volſi a man deſtra, e poſimente
A l'altro polo, e vidi quattro ſtelle
Non viſte mai fuer ch'a la prima gente,
Goder pareua il ciel di lor fiammelle;
O Settentrional vedruo ſito,
Pri che priuato ſei di mirar quelle.
Ego inde versus intuebar æthera,
Poli Nothi adnotaui ibi astra quattuor,
Nisi à priore gente, visa nemini.
Nitet, micatq; flamma quadrupla æthere,
Mihi plaga orbis orba noſſe cerneris
Nequis videre quando tanta lumina.
ASTROLABIVM.
Americus Veſpuccius, cum quattuor Stellis crucem ſilente nocte repperit.
18.

47 Jan Stradanus, Amerigo Vespucci sichtet das Kreuz des Südens. Um 1600. London, Warburg Institute

Begriffes, der im Titel dieses Abschnitts erscheint, des vielschichtigen Begriffs der Romantik[7].

Wie erwähnt, sah die romantische Bewegung in Deutschland diese Alternativen in der christlichen Kunst des Mittelalters verwirklicht und strebte nach dem Ideal frommer Einfalt im Gegensatz zum edlen Heidentum. Worauf es vielleicht noch mehr ankommt, ist jedoch, daß hier das Streben noch über die Leistung gesetzt wurde. Das war die Einstellung, die Mme de Staël auffiel, als sie in ihrem Buch »De l'Allemagne« im Jahre 1813 über die geistige Situation in Deutschland berichtete. Wenn der Begriff des Klassischen, so betont sie, mit dem der Vollendung gleichbedeutend ist, so muß man zugeben, daß Deutschland keine klassische Dichtung hat. Die Sprache ist noch nicht festgelegt, und der Geschmack ändert sich mit jeder neuen Schöpfung, »tout est progressif, tout marche«, alles ist im Gange, im Werden; und der Ruhepunkt der Vollendung ist noch nicht erreicht. Aber ist das ein Übel? Ihr scheint es nicht so, denn jene Völker, die glauben, sie seien im Besitz einer klassischen Kunst, verwässern sie durch oberflächliche Nachahmungen[8].

Hier liegt der Kern des Programms der französischen Romantiker. Die Franzosen mußten um so stärker darauf ansprechen, je drückender die akademische Orthodoxie der Schule des David auf ihnen lastete. Daher der Schlachtruf »Il faut être de son temps« — man muß seiner Zeit angehören —, den Deschamps im Jahre 1828 erhob und der seit damals in immer neuen Fassungen wiederholt wird. George Boas hat in seiner treffenden Analyse gezeigt, wie wenig mit dieser Forderung eigentlich gesagt ist[9]. In der Tat ist sie weniger eine Forderung als das, was ich in »Norm and Form« als ein Exklusionsprinzip bezeichnet habe. Vermeide den Weg, den Ingres immer eigensinniger verfolgte, und laß dich auf keinen Wettkampf mit der Antike und mit Raffael ein, wie er das etwa in seinem »Voeu de Louis XIII« (Abb. 48; vgl. dazu Abb. 17, 50) getan hatte. Allerdings soll Ingres bemerkt haben: »Man sagt, man muß mit der Zeit gehen, aber warum denn, wenn die Zeit unrecht hat?«[10], und man muß ihm zugeben, daß es da keine einfache Antwort gibt.

Trotzdem verstehen wir heute, daß es ein schwerer Anachronismus wäre, Delacroix, den berühmten Antipoden des Ingres, als fortschrittsgläubig hinzustellen. George Mras hat in seinem Buch über die Kunsttheorie des Delacroix hinlänglich gezeigt, wie sehr der Meister dem klassischen Ideal verpflichtet blieb[11]. Ich kenne keine treffendere und sensitivere Paraphrase von Winckelmanns »Edle Einfalt und stille Größe« als jene schöne Eintragung in Delacroix' Tagebuch vom 9. Mai 1859, in der er die Antike mit Michelangelo und Shakespeare kontrastiert:

> »Die Antike ist niemals überraschend, sie strebt nie nach solchen gigantischen und extravaganten Wirkungen. Ihren wunderbaren Schöpfungen gegenüber fühlen wir uns beruhigt. Erst nach einigem Nachsinnen merken wir, wie sie wachsen und ihren Platz auf unerreichbarer Höhe einnehmen.«[12]

48 Jean Auguste Dominique Ingres, Le Voeu de Louis XIII. (Das Gelübde ▶ Ludwigs XIII.). 1824. Öl auf Leinwand, 421 x 268 cm. Montauban, Musée Ingres

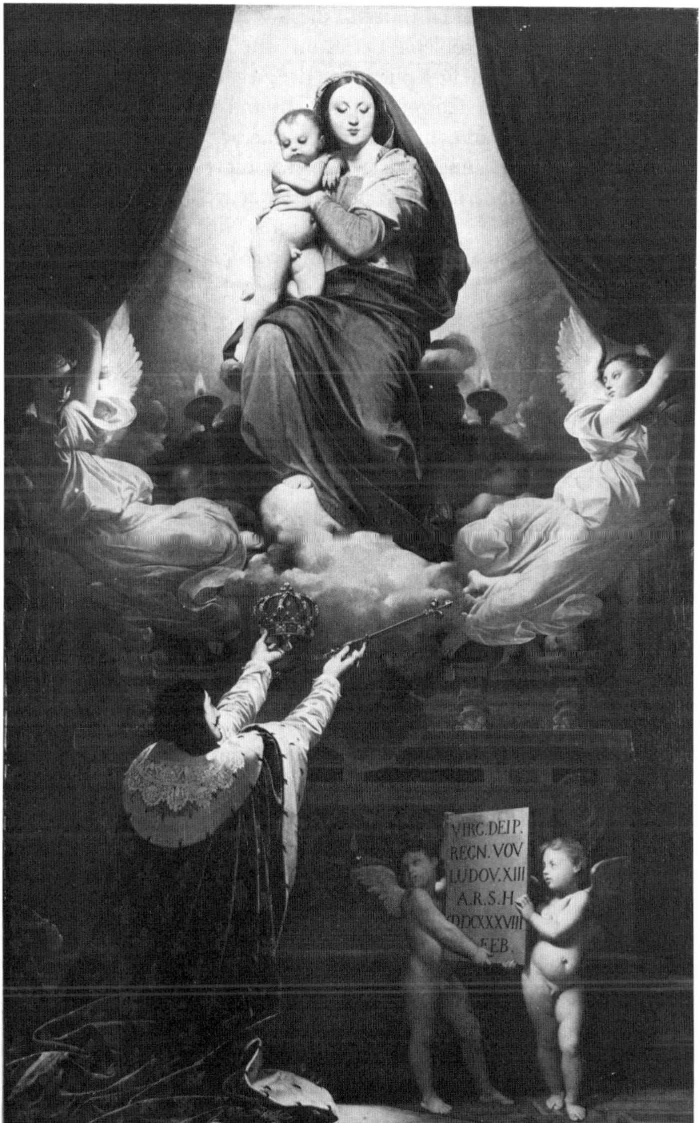
VIRG.DEI P.
REGN. VOV
LUDOV. XIII
A.R.S.H.

Vielleicht noch überraschender als dieses Zeugnis ist seine Meinung, »daß alle großen Probleme der Kunst im 16. Jahrhundert gelöst wurden, von Raffael die Vollendung der Zeichnung, der Grazie und Komposition; von Correggio, Tizian und Paolo Veronese die Vollendung der Farbe und des Helldunkels«[13].

Es ist auch bekannt, daß er sich mit Ingres in einer geradezu absoluten Bewunderung Mozarts einig war, von dem es in seinem Tagebuch heißt, er habe die Musik auf ihren Gipfel gebracht, »so daß es nach ihm keine Vollendung mehr gebe«. (3. März 1850)

Je mehr man sich in diese Bekenntnisse des Künstlers vertieft, desto offensichtlicher wird es, daß Delacroix bewußt dem klassischen Ideal entsagte, da er es in Zeiten des Verfalls für unerreichbar hielt, und daß er absichtlich der einzigen Alternative nachstrebte, die ihm seiner Meinung nach offenstand, einem bewegten und leidenschaftlichen Stil, der ihm das Ansehen eines Revolutionärs gab, der er durchaus nicht sein wollte. Natürlich ist es richtig, daß der Kampf um die Freiheit in seinem großmütigen Geist Widerhall fand, ob es nun der Kampf der unterdrückten Griechen oder der Triumph der Revolution von 1830 war (Abb. 49), aber im Innersten seines Herzens blieb Delacroix dennoch der Aristokrat, dem der populäre Begriff eines politischen und technischen Fortschritts immer mehr zuwider wurde. Besonders nach dem Versagen der Revolution von 1848 füllt sich sein Tagebuch mit Angriffen gegen den Fortschrittsglauben. Er spielt auf dieses Versagen in einer Eintragung vom 23. April 1849 an:

> »Nach den Anzeichen, die uns überall ins Auge springen, glaube ich schon seit einem Jahr, daß man behaupten kann, daß jeder Fortschritt notwendigermaßen nicht zu einem weiteren Fortschritt führen muß, sondern schließlich zu einer Negation des Fortschritts, der Rückkehr zum Ausgangspunkt. ... Ist es nicht offenkundig, daß der Fortschritt, das heißt, der fortschreitende Gang der Dinge im Guten wie im Schlechten, heute die Gesellschaft an den Rand des Abgrunds gebracht hat, in den sie leicht stürzen könnte, um einer vollkommenen Barbarei Platz zu machen?«

Dabei ist es nicht nur die politische Situation, die in ihm diese pessimistischen Betrachtungen auslöst. Denn kurz darauf gehen

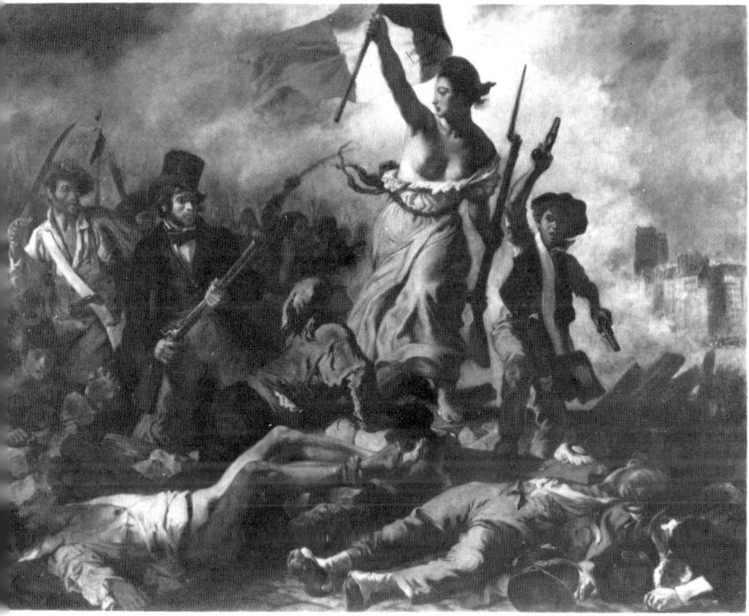

49 Eugène Delacroix, Die Freiheit führt das Volk an. 1830. Öl auf Leinwand, 360 x 225 cm. Paris, Louvre

seine Gedanken wieder auf sein Lieblingsthema über, die Musik, deren Lage auch nicht besser ist:

»Der fürchterliche ›Prophet‹, den sein Komponist bestimmt für einen Fortschritt hält, ist die Zunichtemachung der Kunst: Der Glaube an eine zwingende Notwendigkeit, alles besser zu machen oder jedenfalls anders, als es gemacht wurde, mit anderen Worten, an die Veränderung, hat ihn die ewigen Gesetze des Geschmacks und der Logik, die die Künste beherrschen, aus den Augen verlieren lassen. Die Leute vom Schlage eines Berlioz oder Hugo und alle anderen angeblichen Reformatoren sind vielleicht noch nicht so weit, alle die Ideen abschaffen zu wollen, die ich erwähnt habe, aber sie haben den Glauben an die Möglichkeit verbreitet, etwas anderes zu tun, als was richtig und vernünftig ist. Von der Politik gilt dasselbe.« (Ebd.)

Die gleiche Ambivalenz dem Fortschrittsglauben gegenüber findet sich auch in den Schriften von Baudelaire, dem Vorkämpfer von Delacroix. Zwar versucht er in seinem berühmten Aufsatz »Was ist Romantik?« aus dem Jahre 1846 den etwas abgegriffenen Begriff der Romantik neu zu beleben, indem er schreibt, er bedeute für ihn »der aktuellste und letzte Ausdruck des Schönen. Es gibt genau so viele Schönheiten, wie es Wege gibt, das Glück zu suchen. Die Philosophie des Fortschritts macht das klar«[14]. Aber man braucht nur weiter zu lesen, um zu sehen, daß, was Baudelaire hier unter Fortschritt versteht, bloß der ewige Wechsel ist. Seine Deutung erinnert an die der Mme de Staël: »Die Romantik wird nicht in einer vollkommenen Ausführung bestehen, sondern in einer Auffassung, die der moralischen Haltung des Jahrhunderts entspricht.«

Eines ist sicher: Ein solcher historischer Relativismus, die Anerkennung einer Vielfalt von Werten, war unvereinbar mit dem Glauben an einen Fortschritt, ganz besonders an einen technischen Fortschritt. Die »nova reperta«, die neuen Erfindungen und Entdekkungen, auf die das 19. Jahrhundert so stolz war, haben nichts mit der ewigen Unruhe des menschlichen Herzens zu tun.

So allgemein war dieser Stolz geworden, und so sehr teilte Baudelaire die aristokratische Verachtung solcher vulgärer Vorurteile mit Delacroix, daß er einen Großteil der Einleitung zu seiner Besprechung der Ausstellung von 1855 dem Angriff auf diese Pöbelmeinung widmete:

> »Frag jeden guten Franzosen, der Tag für Tag sein Leibblatt am Stammtisch liest, was er unter Fortschritt versteht, und er wird antworten, es sei der Dampf, die Elektrizität und die Gasbeleuchtung, Wunder, die den alten Römern noch unbekannt waren und die darum unsere Überlegenheit über die Alten deutlich erweisen. So sehr ist das Gehirn dieser armen Teufel vernebelt, und so bizarr sind bei ihm die geistigen und materiellen Dinge durcheinandergeraten.«[15]

Wo liegt die Garantie, fragt er mit größerem Ernst, daß selbst der technische Fortschritt andauernd sein wird und daß ihre Vorstellung von einer endlosen Abfolge berechtigt ist? Was die Kunst betrifft, so ist ihre Auffassung vom Fortschritt nichts als eine gigantische Absurdität. Bei ihren Offenbarungen gibt es keine Vorläufer, ihre

Blütezeiten sind durchaus spontan. »War Signorelli wirklich der Erzeuger Michelangelos? Lag Raphael in Perugino beschlossen? Der Künstler offenbart nur sich selbst.«[16]

Es läßt sich keine präzisere Formulierung des romantischen Individualismus denken und kein besserer Prüfstein seiner Berechtigung als diese rhetorische Frage Baudelaires. Vasari hatte bekanntlich seine eindrucksvolle Konstruktion auf der Überzeugung aufgebaut, daß Michelangelo aus Signorellis Beitrag zur Kunst Nutzen ziehen konnte und daß er sie dann weiter verbesserte. Um noch einmal auf seine Auffassung von der Beziehung zwischen Mittel und Zweck in der Kunst zurückzukommen, können wir Vasaris Ansicht dahin ausdeuten, daß Michelangelos »Jüngstes Gericht« die Schrekken des jüngsten Tages noch erschütternder veranschaulicht und so eine noch heilsamere Furcht im Herzen erregt als die Vision des Signorelli[17]. Wir mögen anderer Ansicht sein, und doch wissen wir, worum es ihm geht. Es geht ihm um fortschreitende Problemlösungen. Dasselbe gilt für Raffael (Abb. 50) und Perugino (Abb. 51). Natürlich hatte Baudelaire recht, daß Raffael nicht in Perugino beschlossen lag, aber ebenso unleugbar ist es, daß Raffael viel von seinem Lehrer übernahm, zum Beispiel seinen Typus der Madonna, den er gleichzeitig zu verfeinern wußte — wobei es jedem freisteht, den Präraffaeliten recht zu geben, daß Raffael dabei auch eine Qualität geopfert hatte, an der ihm mehr liegt.

Aber selbstverständlich stammten die Probleme, nach deren Lösung diese Meister der Renaissance strebten, noch aus der religiösen Funktion der Kunst in ihrer Gesellschaft. Sie waren nicht nur Meister, sondern auch Diener. Die romantische Forderung führte erst zur Krise, als die Kunst autonom geworden war und sich sogar von der Metaphysik der Schönheit emanzipierte, in deren Dienst der akademische Klassizismus sie noch gestellt hatte[18]. Was Wunder, daß die Romantik betonte, die Kunst sei inkommensurabel und auf keinen anderen Zweck bezogen als auf den des Künstlers, er selbst zu sein. Was diese plausible Lehre übersieht, ist aber die einfache Tatsache, daß sich die Persönlichkeit nicht in einem Vakuum offenbaren kann, sondern nur durch Entscheidungen in strukturierten Situationen[19]. Eine solch strukturierte Situation war es zum Beispiel, die Raffael die Möglichkeit gab, seine Vorlieben und seine inkommensurablen Begabungen zu offenbaren. Im 19. Jahrhundert

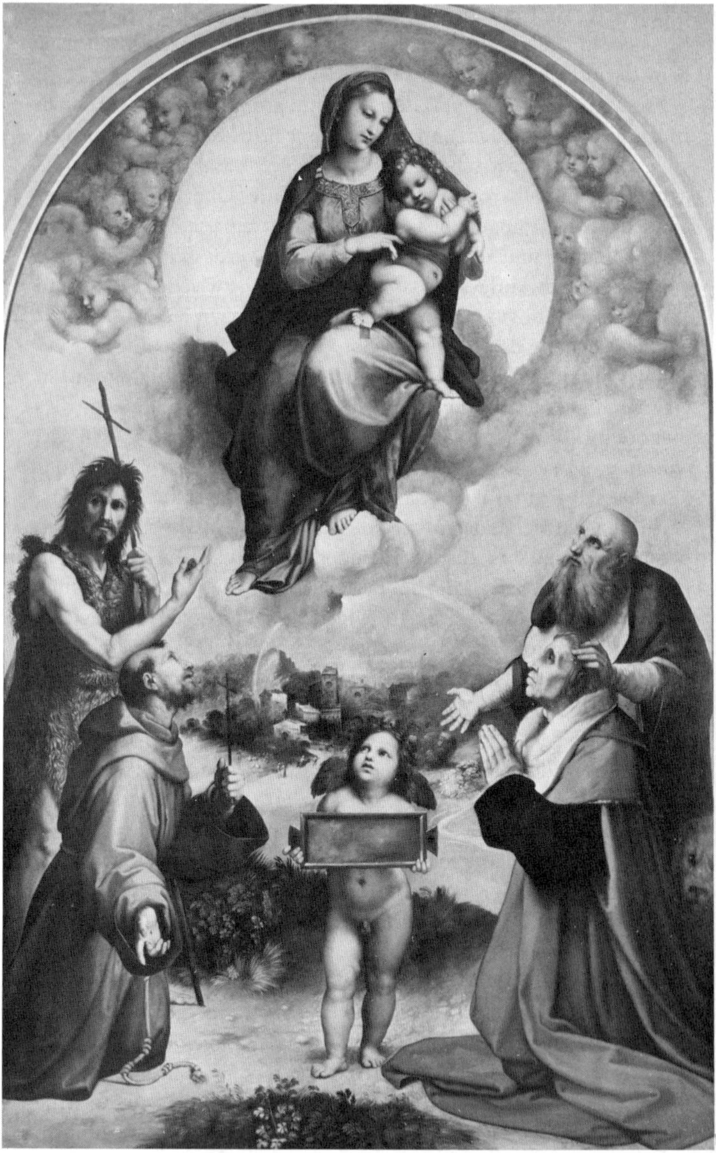

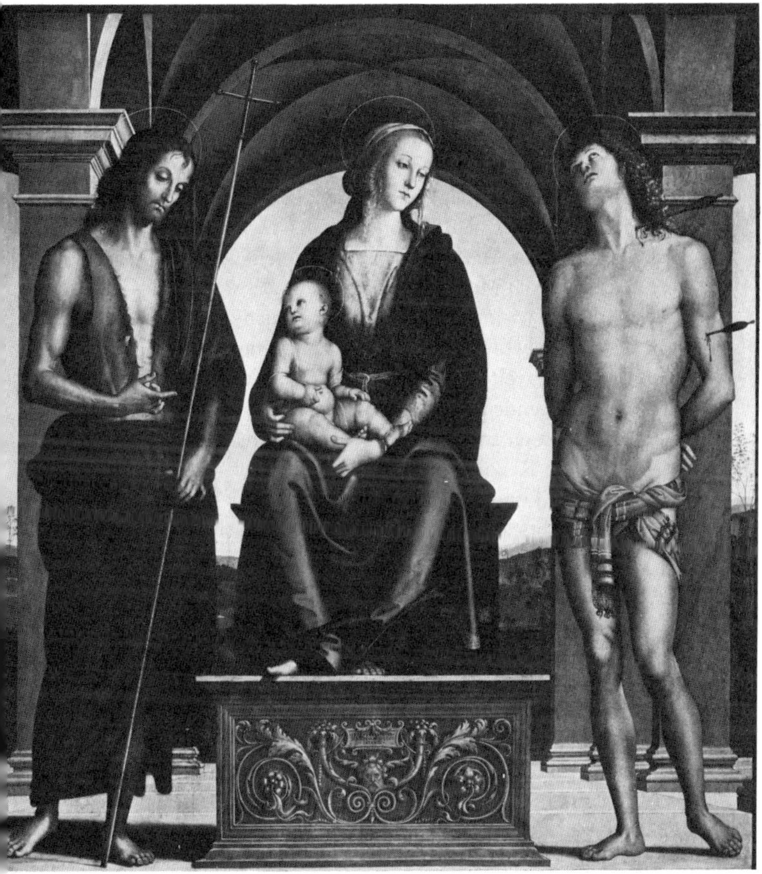

1 Perugino, Maria mit Kind und die Heiligen Johannes der Täufer und Sebastian. 1493. Öl auf Holz, 178 x 164 cm. Florenz, Uffizien

) Raffael, Madonna di Foligno. Um 1512. Von Holz auf Leinwand, 301 x 198 cm. Rom, Musei Vaticani

war es paradoxerweise gerade der Fortschrittsgedanke, der einen solchen Rahmen, eine solche strukturierte Situation, darzubieten versprach, der dem Ausdruck der Persönlichkeit sowohl zu Hilfe kam als ihn auch mitunter verzerrte. Es braucht kaum wieder betont zu werden, daß im 19. Jahrhundert der Fortschrittsgedanke längst aus dem Bereich der Technik auch ins politische Gebiet übergegangen war. Die Technik mag der auslösende Faktor gewesen sein; aber ihr Triumph bewies, daß Bacon recht hatte, als er das Schlagwort prägte »Wissen ist Macht«, Macht über die Natur und damit auch Macht, das Los der Menschheit zu bessern. Es war dieser Glaube an die Vernunft als Glücksbringerin, der in den amerikanischen und französischen Revolutionen zur hellen Flamme wuchs. Immanuel Kant, der diesen weltgeschichtlichen Umschwung im fernen Königsberg mit wachsender Anteilnahme verfolgte, schrieb damals: »Ein solches Phänomen in der Menschengeschichte vergißt sich nicht mehr.« Ob die Revolution nun gelingen oder scheitern würde, ja selbst das Elend und die Greueltaten, mit der sie verbunden war, all das konnte nichts an der Tatsache ändern, daß sie »eine Anlage und ein Vermögen in der menschlichen Natur zum Besseren aufgedeckt hat«[20].

Man darf behaupten, daß Romantiker wie Delacroix und Baudelaire die Logik der neuen Situation weniger richtig eingeschätzt hatten als Kant in seiner Diagnose. Wenn man jemandem die Pistole auf die Brust setzt und ihn fragt, ob er nun für oder gegen den Fortschritt ist, wird es ihm wenig helfen zu sagen, daß das ja nichts mit der Kunst zu tun habe. So reagierten zwar die verschiedenen Anhänger des Ideals von »l'art pour l'art«[21], aber der Fragesteller konnte dazu bemerken, daß diese Reaktion an sich schon reaktionär war. Es ist bekannt, daß diese Polarisierung auch die ästhetischen Parolen der Romantik in die politische Arena brachte. Der Klassizismus wurde mit einer konservativen und reaktionären Einstellung gleichgesetzt, und schon darum wurde Delacroix von den Anhängern des Fortschritts bewundert[22]. Allein die Kämpfe, in die er verwickelt war, und die feindliche Einstellung eines Teils der Akademie gegen ihn bewiesen hinreichend, daß er ein Revolutionär war, ein Wegbereiter für die Zukunft, die die veralteten Formen notwendigerweise zerbrechen würde, um dem

Menschengeist zu ermöglichen, an seiner Wohnung weiterzubauen.

Zwei Denker müssen hier wenigstens erwähnt werden, deren Systeme darauf angelegt waren zu beweisen, daß die Menschheit nun auf sicherer Bahn auf ihr vorbestimmtes Ziel, die Herrschaft der Vernunft, zusteuerte. Der eine ist Auguste Comte, der seine späteren umfangreicheren Darstellungen in drei Aufsätzen aus den frühen 20er Jahren vorwegnahm, in denen er die These aufstellte, daß die Zivilisation vom Gesetz des Fortschritts beherrscht ist[23]. Seiner Meinung nach ist diese Entwicklung so automatisch und unabwendbar, daß sich die Gegenwart nur dann verstehen läßt, wenn man die Zukunft ins Auge faßt, auf die die Entwicklung zuführt. In diesem gewaltigen und ganz unpersönlichen Ablauf sind auch die »großen Männer« bloße Akteure in einer Handlung, die längst festgelegt war. Wir nennen diejenigen groß, die weitblickend genug sind, ihrer Zeit voraus zu sein. Aber sie machen nicht Geschichte — die Geschichte macht sie. Er gibt der Mme de Staël recht, daß wir den Schauspieler nicht mit dem Stück verwechseln sollen[24].

Comtes optimistische Auffassung der historischen Gesetzlichkeit fand ihr bedeutenderes und gewichtigeres Gegenstück im System Georg Friedrich Hegels, in dem die Weltgeschichte selbst zu einem Teil eines allumfassenden kosmischen Prozesses wird, der sich mit unerbittlicher Logik entfaltet[25]. Die Logik, die Hegel zum Zweck dieser Beweisführung erfand, war bekanntlich die sogenannte Dialektik. Da ich kein Freund Hegels bin, möchte ich sie als ein Rezept bezeichnen, wie man immer recht behalten kann. Man braucht gar nicht für die Französische Revolution zu sein, um zu verstehen, daß dieser Triumph der Vernunft ein unvermeidlicher Schritt in dem Zickzack-Kurs des objektiven Geistes war, der zur unvermeidlichen Reaktion der napoleonischen Herrschaft und von dort weiter zu der überlegenen Form des preußischen Staates führte. Da ich den Einfluß Hegels auf die Kunst- und Kulturgeschichtsschreibung mehrmals besprochen habe[26], möchte ich mich hier nicht wiederholen. Worauf es in diesem Zusammenhang ankommt, ist lediglich der Einfluß dieser Lehre auf die Kunstkritik und durch sie auch auf die Künstler, das heißt, auf die geistige Situation, der Hans Tietze die Schuld gab an jener Neuerungswut in der Kunst der Gegenwart, deren Nachteile ihm bewußt geworden waren.

Ich kenne kein früheres, eindrucksvolleres Beispiel für diesen Einfluß als die Seiten, die Heine in seinem Bericht über die Gemäldeausstellung in Paris 1831 schrieb, also jene Ausstellung im Salon, in der Delacroix sein berühmtes Bild »Die Freiheit führt das Volk an« (Abb. 49) zeigte. Heine hatte sich vor allem für ein Bild von Alexandre Gabriel Decamps begeistert, das als »Die türkische Patrouille« (Abb. 52) bekannt ist. Das Thema war danach angetan, im Herzen eines fortschrittlichen Kunstkritikers Widerhall zu finden, denn der türkische Pascha war natürlich zum Inbegriff der engstirnigsten Reaktion geworden. So gab das Bild Heine den Anlaß, seine hegelianische Kunsttheorie in seinem Kommentar zu formulieren, der gewiß wert ist, in längeren Auszügen zitiert zu werden:[27]

»Er sitzt schwammbauchig hoch zu Roß, in aller Majestät seiner Insolenz, ein beleidigend arrogantes, unwissend stockfinsteres Gesicht, das von einem weißen Turban überschildet wird; in den Händen hält er das Szepter des absoluten Bastonnadentums ...

Auch das Pferd wirft die Beine so närrisch geschwinde, daß es halb auf dem Bauch zu kriechen und halb zu fliegen scheint —: und das alles haben einige hiesige Kritiker am meisten getadelt und als Unnatürlichkeit und Karikatur verworfen.

Auch Frankreich hat seine stehenden Kunstrezensenten, die nach alten vorgefaßten Regeln jedes neue Werk bekritteln, ... Ein Herr Jal, der über jede Ausstellung eine Broschüre ediert, hat sogar nachträglich im ›Figaro‹ jenes Bild zu schmähen gesucht, und er meint, die Freunde desselben zu persiflieren, wenn er scheinbar demütigst gesteht: ›er sei nur ein Mensch, der nach Verstandesbegriffen urteile, und sein armer Verstand könne in dem Decampschen Bilde nicht das große Meisterwerk sehen, das von jenen Überschwenglichen, die nicht bloß mit dem Verstande erkennen, darin erblickt wird.‹ Der arme Schelm mit seinem armen Verstande: er weiß nicht, wie richtig er sich selbst gerichtet! Dem armen Verstande gebührt wirklich niemals die erste Stimme, wenn über Kunstwerke geurteilt wird ...

Der große Irrtum besteht immer darin, daß der Kritiker die Frage aufwirft: was will der Künstler, oder gar, was muß der Künstler?«

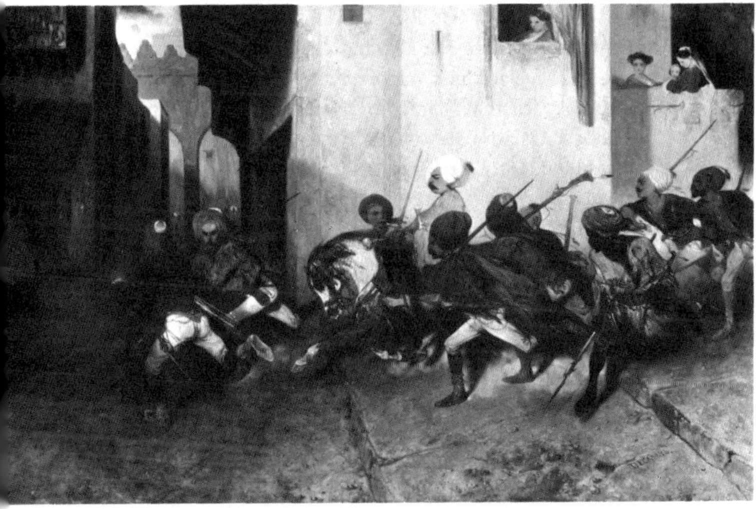

52 Alexandre Gabriel Decamps, Die türkische Patrouille. 1831. Öl auf Leinwand, 115 x 179 cm. London, Wallace Collection

Der Glaube an eine Norm, die für alle Zeiten gilt, ist nutzlos. »Farben und Formen, das Erscheinende überhaupt, sind jedoch nur Symbole der Idee, Symbole, die in dem Gemüte des Künstlers aufsteigen, wenn es der heilige Weltgeist bewegt.« Der Künstler gleicht einem Schlafwandler, und dem Verstand kommt höchstens die Aufgabe zu, die überflüssigen Blüten der Phantasie mit seiner blanken Gartenschere abzumähen.

Diese Glaubenssätze, die vor anderthalb Jahrhunderten aufgestellt wurden, nehmen viel von der Anschauung vorweg, die man als Modernismus bezeichnen könnte. Nach dieser Anschauung verzichtet der Kunstkritiker bewußt auf jeden Anspruch auf das Recht zur Kritik im Sinne der Anwendung absoluter Maßstäbe. Solche Maßstäbe kann es gar nicht geben, wenn das Kunstwerk aus dem Unbewußten des schlafwandelnden Künstlers auftaucht als Manifestation des göttlichen Geistes, der durch die Weltgeschichte weht. Der Kritiker kann bloß den Versuch wagen, das Orakel dem Volke zu deuten. Er sagt nicht mehr, dies ist gut und jenes schlecht, sondern dies ist passé und jenes das Kommende. Zur Zeit, als Heine

Decamps verherrlichte, war übrigens die Romantik nicht mehr ganz das Kommende. Im Jahre 1833 wandte sich der Maler und Kritiker Laviron gegen Delacroix und die Romantik mit der bekannten Losung »L'art actuelle, l'art de l'avenir, c'est le naturalisme«[28]. Bruno Galbaccio nahm sie auf und verkündete, daß die Kunst der Naturalisten die Kunst der Zukunft sei. Sie mußte es sein, denn nur der Naturalismus war den breiten Massen des Volkes verständlich[29].

Der Zusammenhang zwischen dieser Form der Kunstkritik und der politischen Propaganda könnte nicht deutlicher sein. Es war in der Tat ein politischer Propagandist, der den militärischen Metaphor der »Avantgarde« in die Sprache der Kunstkritik einführte, zu der er fortan gehörte. Nach Renato Poggioli[30] war das Gabriel-Désiré Laverdan, ein Vorkämpfer für Fouriers utopistischen Sozialismus. Im Jahre 1845 veröffentlichte er eine Schrift über die Sendung der Kunst und des Künstlers, in der er die Meinung vertrat, daß die Kunst jeweils die fortschrittlichsten Tendenzen einer Zeit aufzeigte: »Um zu wissen, ob die Kunst ihre wahre Mission erfüllt ... und ob der Künstler tatsächlich dem Vortrupp angehört, muß man sich erst klar sein, worauf die Menschheit zustrebt und was das Schicksal mit dem Menschen vorhat.« Es gab keinen anderen Maßstab als eine fortschrittliche Gesinnung.

Es ist bekannt, wie sehr die Kunst Courbets sowohl von seinen Anhängern als auch von seinen Gegnern in diesem Sinne gedeutet wurde, obwohl er selbst es kaum darauf anlegte, diese Rolle zu spielen. Gewiß empfand er sich als einen Mann des Volkes, und seine Sympathie lag bei den Unterdrückten[31]. Aber so wie Delacroix seine revolutionäre Rolle aufgezwungen wurde, spricht auch viel dafür, daß erst Proudhon Courbet nachträglich zu dem Typus des Künstlers der Linken stempelte[32]. Dabei ist es bezeichnend, daß Proudhon selbst zu fortschrittlich war, um zu glauben, daß die sozialistische Kunst, von der er träumte, bereits von Courbet oder einem anderen Künstler verwirklicht worden war. Sie lag noch in der Zukunft.

> »Der Höhepunkt der Kunst, der Gipfel, dem alle Künstler zustreben sollten, liegt noch in der Ferne — so sehr in der Ferne, daß es noch Generationen bedarf, um die richtigen Typen zu schaffen ... und um das Publikum dazu zu bringen, sie auch zu erkennen und zu verstehen.«[33]

Das ist der springende Punkt. So wie Mme de Staël und wie viele Romantiker, so sah auch Proudhon die Kunst auf dem Vormarsch auf ein künftiges Ziel hin: Der Maler der Avantgarde ist ein Forscher, ein experimentierender Wissenschaftler, der vielleicht nie ernten wird, was er gesät hat, aber dennoch den Weg bereitet für weitere Entdeckungen. Das war die Anschauung, gegen die sich der Papst des akademischen Klassizismus, Quatremère de Quincy, ausdrücklich in einem Aufsatz des Jahres 1833 gestellt hatte, mit dem Titel »De la marche différente de l'esprit humain dans les sciences naturelles et dans les Beaux Arts«. Zur Wissenschaft gehört der Fortschritt, während die bildende Kunst ihr Endziel mit der Verwirklichung des klassischen Schönheitsideals erfüllt hat.

Es war wohl unvermeidlich, daß ein so starrer Dogmatismus zu einer wachsenden Polarisierung führen mußte, das heißt, einer immer extremeren Stellungnahme auf beiden Seiten. Eine kleine Skizze des akademischen Malers Thomas Couture, die John Reald in seiner »Geschichte des Impressionismus« an die Spitze seiner Abbildungen stellte, bezeugt, wie sehr der Realismus als eine Kampfansage an alle überkommenen künstlerischen Werte empfunden wurde. Coutures realistischer Maler sitzt auf einem antiken Kopf und malt getreulich einen Schweinskopf ab. Er ist ein Revolutionär, dem nichts heilig ist.

Man kann versuchen, die Polemiken der gegnerischen Lager in ein übersichtliches System zu bringen, wobei durchaus nicht behauptet werden muß, daß jeder der angeführten Ausdrücke sich auch dokumentieren läßt. Die normal gedruckten Worte zeigen den positiven Sinn, den sie bei den Anhängern haben, die kursiv gedruckten ihre Übersetzung ins Negativ-Abschätzige:

unwandelbar/*unoriginell*	neu/*exzentrisch*
vornehm/*bourgeois*	revolutionär/*unverschämt*
schlicht/*fade*	aufwühlend/*sensationslüstern*
Ideal/*Lüge*	Wahrheit/*Plattheit*
konservativ/*reaktionär*	fortschrittlich/*dekadent*

Es mag wohl sein, daß das 19. Jahrhundert das erste historische Zeitalter war, in dem den Kunststilen die Rolle zufiel, als Gesinnungsabzeichen zu gelten. Man konnte auf die politische und soziale Zugehörigkeit aus den Bildern schließen, mit denen sich jemand umgab — obwohl es natürlich auch zu Fehlschlüssen kommen konnte[34]. Das war auch die Zeit, in der es Kunsthistoriker zuerst unternahmen, die Stilgeschichte als Ausdruck gesellschaftlicher Kräfte zu deuten, ohne sich dabei völlig klar zu machen, daß diese Methode oft auf einer unstatthaften Analogie beruht. Zugegeben, daß es Situationen gibt, in denen eine gespaltene Gesellschaft gegensätzliche Abzeichen zur Kundgebung ihrer Antagonismen adoptiert, so bleibt die Frage immer noch offen, wer sich für welche Form entscheidet. Wer kann jeweils sagen, welche der möglichen Abweichungen von der konservativen Stilrichtung die wahrhaft fortschrittliche ist?

Gerade bei dieser Suche nach einer Rationalisierung des Kunsturteils leistete die Hegelsche Fortschrittsphilosophie dem fortschrittlichen Kritiker unschätzbare Dienste. Wenn Hegel recht hatte, daß es eine Logik in der Geschichte gab, daß die Stufen des Fortschritts den schrittweisen Stufen einer Schlußfolgerung glichen, die unwiderlegbar waren, dann waren auch historische Argumente zwingend. Man brauchte nur aus der Vergangenheit auf die Zukunft zu schließen, um zu erkennen, wer gewinnen würde, denn dabei sah man auch, wie die Entwicklung gegangen war und wohin sie weiterging. Es gibt ein Manifest dieser Anschauung, das — wie mich Karl Popper überzeugt hat — auf dem Gebiet der Kunst beinahe so einflußreich war wie das Kommunistische Manifest in der Politik. So wie Marx und Heine war sein Verfasser auch ein Deutscher im Exil: Ich denke an Richard Wagner und seine Schrift »Das Kunstwerk der Zukunft«. Selbstverständlich wird dieses Kunstwerk der Zukunft eine Oper von Wagner sein. Das läßt sich logisch beweisen, wenn man die bisherige Entwicklung im Sinne Hegels betrachtet: »Auf Haydn und Mozart konnte und mußte ein Beethoven kommen; der Genius der Musik verlangte ihn mit Notwendigkeit, und ohne auf sich warten zu lassen, war er da; wer will nun auf Beethoven *das* sein , was dieser auf Haydn und Mozart im Gebiete der absoluten Musik war?«[35]

Wagners überraschende Antwort auf diese Preisfrage war, daß eine solche Rolle niemandem zukommen könne, jedenfalls nicht auf dem Gebiet der absoluten Musik, weil ihre Entwicklung mit Beethoven zu ihrer Vollendung und ihrem Abschluß gelangt war. So wie Hegel hatte demnach Wagner auch den Aristotelischen oder klassischen Fortschrittsbegriff in sein System aufgenommen, wonach jede der einzelnen Künste ihr eigenes Zeitalter hatte, in dem sie sich zu ihrer inneren Vollendung entfaltete. Erst dann wurde sie durch eine andere Kunst abgelöst, die sich der Geist zu eigen machte, um sein weiteres Wachstum zum Ausdruck zu bringen. Beethoven hatte alle inneren Möglichkeiten der Symphonie erschöpft, und jeder Versuch, hier über ihn hinauszugehen, konnte nur zu Willkür und Verfall führen. Aber Beethoven selbst hatte bereits den ersten Schritt über die absolute Musik hinaus getan, seine Neunte Symphonie »ist die Erlösung der Musik aus ihrem eigensten Element heraus zur allgemeinen Kunst ... auf sie unmittelbar kann nur das vollendete Kunstwerk der Zukunft, das allgemeinsame Drama folgen«, denn Beethoven hatte im »Lied an die Freude« das Wort zur Musik gesellt. Was nun folgen mußte, war das eigentliche Gesamtkunstwerk, und zur Verwirklichung dieser logisch notwendigen Phase bot Wagner dem Genius der Menschheit seine Dienste an.

Die Geschichte von Wagners Einfluß auf die fortschrittlichen Kunstkritiker und Künstler des 19. Jahrhunderts ist noch nicht geschrieben worden. Es würde sich lohnen, sie zu schreiben. Wagner hatte seine Kämpfe in Paris ausgefochten, wohin er nach der Revolution von 1848 geflohen war, und sein Fall wuchs zu beinahe symbolischer Bedeutung, nachdem sein »Tannhäuser« im Jahre 1861 von der Pariser Oper angenommen, aber nach 154 Proben abgesetzt werden mußte, da der Jockey Club bei der Premiere Krawalle organisiert hatte[36].

Es war das nur eines unter den Ereignissen in der Geschichte der Kunst des 19. Jahrhunderts, das die romantische Vorstellung zu bestätigen schien, die in dem Künstler den mißverstandenen und einsamen Propheten sah, der den Mächten des Philistertums die Stirne bot, um schließlich als Sieger hervorzugehen, dem die Welt zu Füßen liegt, wie das Wagner geschah, als Bayreuth zum Kultzentrum wurde.

Dabei können und müssen wir gewiß den Sieg der fortschrittlichen Ideologien im 19. Jahrhundert nicht einem einzelnen Denker oder Kritiker zuschreiben. Schließlich sprangen die Tatsachen des Fortschritts jedermann in die Augen, denn der technische Fortschritt hatte seit dem Zeitalter der industriellen Revolution das ganze Leben von Grund auf verändert. In der Technik war es oft wirklich möglich, den nächsten Schritt vorauszusehen, der sich bereits abzeichnete, und gerade diese Erfahrungstatsache erklärt auch den Widerhall der Hegelschen Denkweise im Kunstleben.

Charakteristischerweise bezog sich Hyppolite Taine als Nachfolger Viollet-le-Ducs an der Pariser École des Beaux-Arts auf dem Lehrstuhl für Ästhetik in seinen Vorträgen über Kunsttheorie auf dieses Argument. Taine hatte Hegels »Ästhetik« ins Französische übersetzt und glaubte fest an die Funktion der Kunst als Kristallisierung gesellschaftlicher Ideale. Sein Appell an seine Studenten atmet diese Überzeugung und beweist seinen zuversichtlichen Glauben an den »nächsten Schritt«:

> »Jeder von Ihnen weiß, daß die Entdeckungen der positiven Wissenschaften sich Tag für Tag vermehren, daß die Geologie, die organische Chemie, die Geschichte, ganze Zweige der Zoologie und der Physik Errungenschaften der Gegenwart sind, daß der Fortschritt der Erfahrung unendlich und die Anwendung der Entdeckungen unabsehbar sind ... Jeder von Ihnen weiß auch, daß die politische Maschine sich im selben Sinne verbessert, vernünftiger und humaner wird ... Es läßt sich daher nicht leugnen, daß sich der Zustand, die Sitten und die Ideen der Menschen wandeln, und man kann sich der Konsequenz nicht entziehen, daß diese Erneuerung der Dinge und der Geister auch zu einer Erneuerung der Kunst führen muß. Die erste Phase dieser Entwicklung hat uns die ruhmreiche Französische Schule von 1830 geschenkt, uns bleibt es vorbehalten, die zweite zu erleben. Diese Bahn steht nun Ihrem Ehrgeiz und Ihrem Streben offen.«[37]

Gerade diese Annäherung der Kunst an die Naturwissenschaft, die immer vorwärts strebt und immer die Erwartung des nächsten Schrittes wach hält, scheint mir der entscheidendste Zug des Modernismus zu sein. Die Geschichtsschreibung der Kunst des 19. Jahrhunderts stand im allgemeinen so sehr im Banne dieser Anschauung, daß wir uns erst allmählich bewußt werden, in welchem Ausmaß dieses Fortschrittsschema uns den Blick dafür getrübt hat, was sich eigentlich in dem Jahrhundert abspielte. Die weitaus größte Masse der Produktionen, die sich nicht dieser Deutung fügten, wurde beinahe systematisch aus der Kunstgeschichte ausgemerzt. Und doch, wer den Maßstab des Fortschritts wirklich anwenden will, muß wieder zu der schlichten Einsicht zurückkehren, daß der

Fortschritt zur Erreichung sehr unterschiedlicher Ziele führen kann. Man denke nur an das sogenannte Anekdotenbild, das im 19. Jahrhundert allgemein beliebt war. Zwar ist es keine eigentliche Erfindung dieses Zeitalters, aber gerade hier, in der Darstellung einer rührenden oder humoristischen Szene, wurden erstaunliche Fortschritte erzielt. Mein Beispiel stammt aus einem Buch über zeitgenössische französische Künstler aus dem Jahre 1884, in dem zu lesen steht, daß das »entzückende« Bild, das 1853 ausgestellt wurde, »aller Welt von Stichen und anderen Reproduktionen her bekannt ist«. Der Künstler heißt Louis Hamon und der Titel des Bildes »Ma soeur n'y est pas« (Abb. 53)[38]. Es rechtfertigt die Behauptung, daß Bilder dieser Art nicht vor dem 19. Jahrhundert gemalt wurden. Ob es nun zusagt oder nicht, so verlangt es eine bestimmte Art der Aufmerksamkeit. Der Beschauer soll erraten, warum sich das junge Mädchen hinter den Kindern versteckt, und verstehen, daß hier ein kokettes Spiel gespielt wird, das im nächsten Augenblick in Gelächter und Küssen enden wird. Der Verfasser des Buches aus dem Jahre 1884

53 Louis Hamon, Ma soeur n'y est pas (Meine Schwester ist nicht da). Um 1853

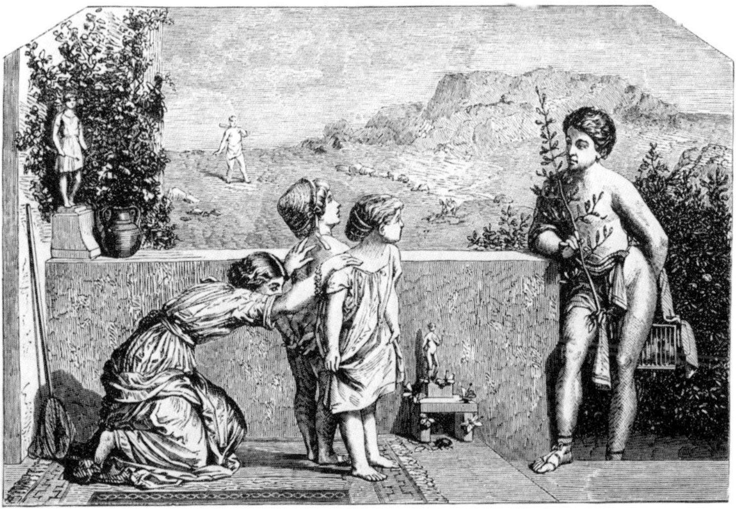

gibt zu, daß das Bild bei allem Charme nicht fehlerlos ist. Man hätte sich einen jungen Mann von weniger schwerfälligem Körperbau und einem intelligenteren Gesichtsausdruck gewünscht. Auf uns wirkt dieser Einwand gewiß komisch, aber das hindert nicht daran, daß er im Sinne der Aufgabe, die sich der Künstler gestellt haben muß, durchaus berechtigt ist.

Dabei liegt auch kein Grund vor anzunehmen, daß ein Maler wie Hamon seinem Interesse an der Anekdote andere künstlerische Ziele aufgeopfert hätte. In diesem Zusammenhang ist es ganz heilsam nachzulesen, was der englische Kunstschriftsteller Philip Gilbert Hamerton in einem Buch aus dem Jahre 1868 über diesen Maler zu sagen hatte:

> »Ich habe Engländer sagen gehört, die Farben Hamons seien falsch, aber diese Kritik ist unfair, denn seine Bilder sind nicht eigentlich farbig im gewöhnlichen Sinn des Wortes — er will nicht die gesamte Farbenskala der Natur widergeben, sondern beschränkt sich auf gewisse modifizierte Harmonien, die man zwar unnatürlich nennen mag, aber die auch oft sehr schön sind. Hier mag die Bemerkung erlaubt sein, daß die kleine Gruppe von Klassizisten nun schon seit einigen Jahren sorgfältige Untersuchungen mit Hilfe von höchst subtilen Experimenten über Farbenharmonien vornimmt, die sich nicht leicht in Worte fassen lassen. Ihre Farbe ist so wenig Naturnachahmung als die Musik es ist, und man kann ihnen ebensowenig vorwerfen, ihre Bilder seien den Naturgegenständen unähnlich, als man Symphonien kritisieren kann, weil sie nicht wie die Laute sind, die wir in den Bergen oder am Meere hören . . . Wenn man zugibt, daß die Malerei nicht weniger eine Kunst ist als die Musik und daher dasselbe Recht hat, ihre eigenen Wirkungsquellen und ihre eigenen inneren Gesetze zu suchen, wird man auch den Malern mehr Gerechtigkeit widerfahren lassen, als wir es oft tun.«[39]

Es sei dahingestellt, ob dieses Zeugnis eine Hamon-Renaissance rechtfertigen würde, jedenfalls aber wirft es ein Licht auf die Kompliziertheit der Situation, der eine wirkliche Geschichte der Kunst des 19. Jahrhunderts Rechnung tragen müßte. Diese Mahnung zur Vorsicht trifft zum Beispiel auch auf die bekannteste Episode der Geschichte des Modernismus zu, den Skandal um

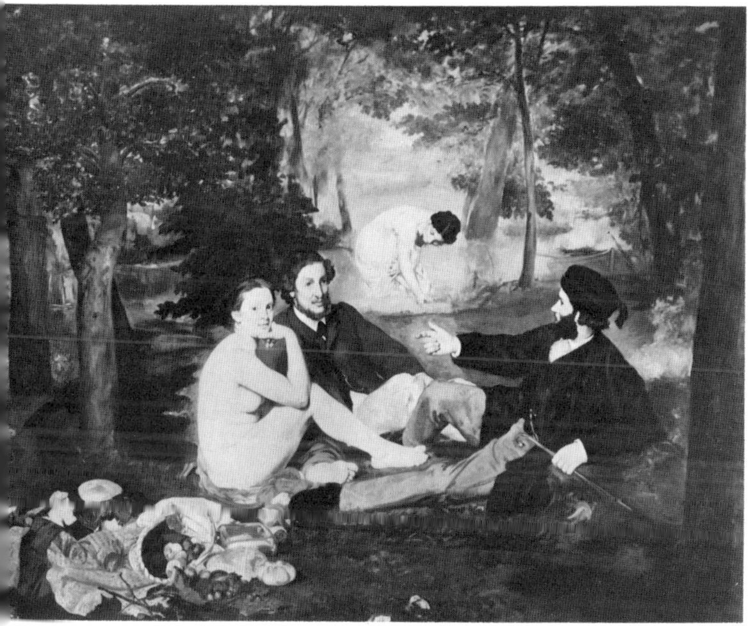

54 Edouard Manet, Le Déjeuner sur l'herbe (Das Frühstück im Freien), 1863. Öl auf Leinwand, 214 x 270 cm. Paris, Louvre

Manets »Déjeuner sur l'herbe« (Abb. 54), das 1863 im Salon des Refusés unter dem Titel »Le Bain« ausgestellt war[40]. Für ein Publikum, das an ein Bild mit der Erwartung herantrat, es werde ihm durch Gesten und andere Anhaltspunkte eine bestimmte Situation vor Augen führen, konnte dieses Gemälde nur als ein Affront gegen alle Begriffe des Anstands und alle Maßstäbe des Könnens wirken. Was sollten sie von dieser absonderlichen Gruppe halten, in der zwei Herren im Straßenanzug einem nackten Mädchen gegenübersaßen? Wie standen sie zueinander? Das Bild gab keinen Anhaltspunkt, und obwohl geklatscht wurde, daß das Mädchen ein Porträt sei, so mußte das ganze große Bild nicht nur wie ein etwas vulgärer Spaß, sondern obendrein wie ein schlechter Witz gewirkt haben. Hätten die Ausstellungsbesucher damals gewußt, was wir heute wissen, daß die Gruppe nicht realistischer war als Hamons Farben, sondern ein

Motiv einer Komposition Raffaels abwandelte, so wären sie vielleicht noch empörter gewesen. War doch diese Komposition von Raffael im 17. Jahrhundert von Fréart de Chambray feierlich als Beispiel der Vollkommenheit in der Malerei analysiert worden. Es ist kaum anzunehmen, daß es nicht auch in der Absicht Manets lag, diesen Mythus der Vollkommenheit ausdrücklich in Frage zu stellen, indem er zeigte, in welcher Richtung er nach Fortschritt strebte. Dabei brauchen wir keineswegs seine eigenen Beteuerungen zu bezweifeln, er sei kein Radikaler und kein Revolutionär. Genau wie im Falle von Delacroix und Courbet war es die Macht der Umstände, die ihm seine Rolle in dem Drama zuwies, in dem er gar nicht gerne mitspielen wollte. Sein Lebenswerk beweist zur Genüge, wie traditionsbewußt er war, aber seine anscheinende Mißachtung des Dekorums zog die Aufmerksamkeit seiner Freunde und seiner Gegner auf sich und gab der Vorstellung vom Künstler als einem Feind aller Konventionen neuen Auftrieb.

Im Rückblick auf die erste Jahrhunderthälfte schien es tatsächlich, als zeichnete sich eine gewisse Logik in der Entwicklung ab: die Logik der Befreiung vom akademischen Dogma mit seinen starren Regeln. Man kennt die Abfolge, die leicht als ein Abrücken von dem

55 Jean Auguste Dominique Ingres, Die große Odaliske. 1814. Öl auf Leinwand, 91 x 162 cm. Paris, Louvre

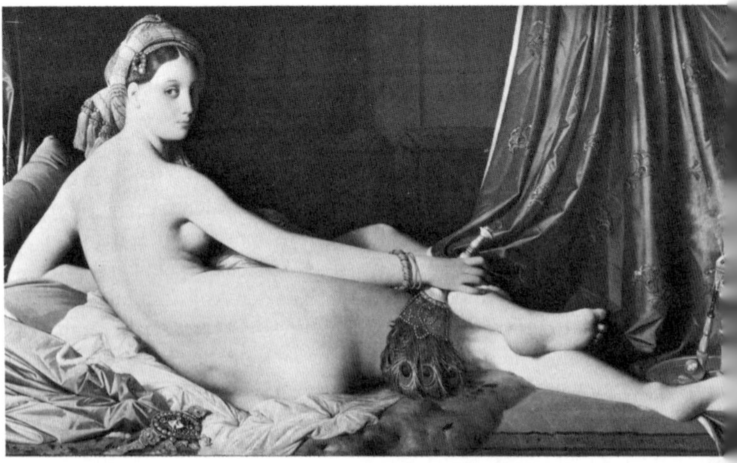

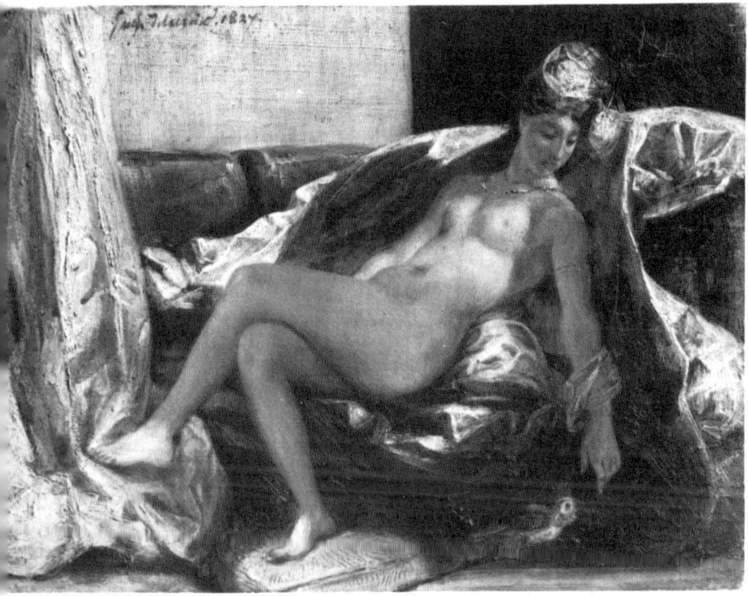

56 Eugène Delacroix, Frau mit Papagei. 1827. Öl auf Leinwand, 24,5 x 32,5 cm. Lyon, Musée des Beaux-Arts

kalten Ideal Ingres' verstanden werden konnte (Abb. 55): Delacroix' leidenschaftliche, malerische Farbigkeit erschien als die erste Herausforderung (Abb. 56), Courbets geradezu brutaler Realismus als die zweite Stufe der Revolution (Abb. 57). Kein Wunder, daß Manets »Olympia« (Abb. 58), die von der Jury des Salons sehr zur Empörung der konservativen Kunstkritik angenommen worden war, als ein weiterer Schritt in dem Befreiungskampf der Kunst gegen die akademische Unnatur gedeutet werden konnte.

In diesem Kampfe war es, daß der junge Emile Zola (Abb. 59) zuerst in die Arena trat mit einer Reihe von Artikeln aus dem Jahre 1866, die er als Sammelband seinem Freund Cézanne widmete. Zola soll hier als der letzte und wesentlichste Zeuge auftreten, obwohl die Kunstgeschichte auch recht daran tut, einem Kritiker zu mißtrauen, dem später das Verständnis für die Größe Cézannes abging[41]. Es war wohl gar nicht so leicht vorauszusehen, daß der schüchterne und

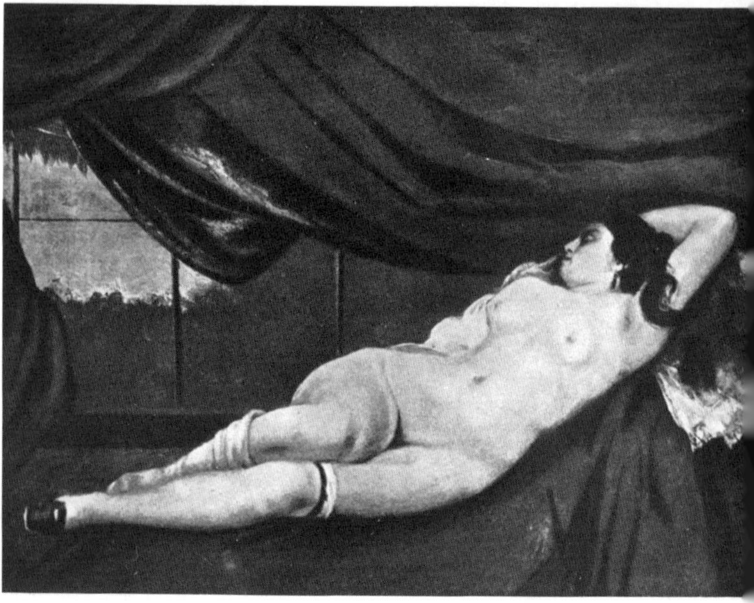

57 Gustave Courbet, Liegender Akt. Verschollen. Ehemals Budapest, Sammlung Herzog

linkische Gymnasiast, den Zola in seiner Jugend kannte, sich als ein solches Genie entpuppen würde. Wie dem auch sei, Zolas hinreißende Rhetorik hat uns ein entscheidendes Dokument des entstehenden Modernismus hinterlassen und damit auch einige Probleme, die uns heute noch beschäftigen sollten[42].

Zola wußte jedenfalls, was der Ausgangspunkt sein mußte — die Frage des Zwecks:

»Für das Publikum — und ich verwende das Wort hier keineswegs im absprechenden Sinne — für das Publikum ist ein Kunstwerk, ein Gemälde, eine wohltuende Sache, die das Herz zu entzücken oder erschüttern vermag, etwa ein Massaker mit stöhnenden Opfern, die sich vor drohenden Gewehrläufen winden, oder vielleicht ein bezauberndes junges Mädchen, ganz in Weiß, das, an einen Säulenschaft gelehnt, sich im Mondschein seinen Träumen hingibt. Mit anderen Worten, sieht die Menge in einem Bild nur den Gegenstand, der sie an der Kehle packt oder das Herz ergreift. Sie verlangt vom Künstler bloß eine Träne oder ein Lächeln.

Für mich — und ich hoffe, auch für viele andere — ist ein Kunstwerk ganz im Gegenteil eine Persönlichkeit, ein Charakter. Was ich vom Künstler verlange, sind keine süßen Träumereien oder furchtbare Alpträume, sondern daß er sich ganz gibt, mit Herz und Seele, daß er laut und deutlich eine starke und individuelle Eigenart kundgibt.

Ich verachte zutiefst die kleinen Tricks, die berechneten Schmeicheleien, alles, was sich durch das Studium erlernen läßt ... das Wort ›Kunst‹ mißfällt mir, es enthält alle möglichen Vorstellungen von notwendigen Arrangements und absoluten Idealen ... Was ich vor allem in einem Bilde suche, ist ein Mensch und kein Bild.«[43]

So schreitet er zum kompromißlosen Angriff gegen das klassische Ideal, das er verächtlich zur Seite schiebt:

58 Edouard Manet, Olympia. 1865. Öl auf Leinwand, 130 x 190 cm. Paris, Louvre

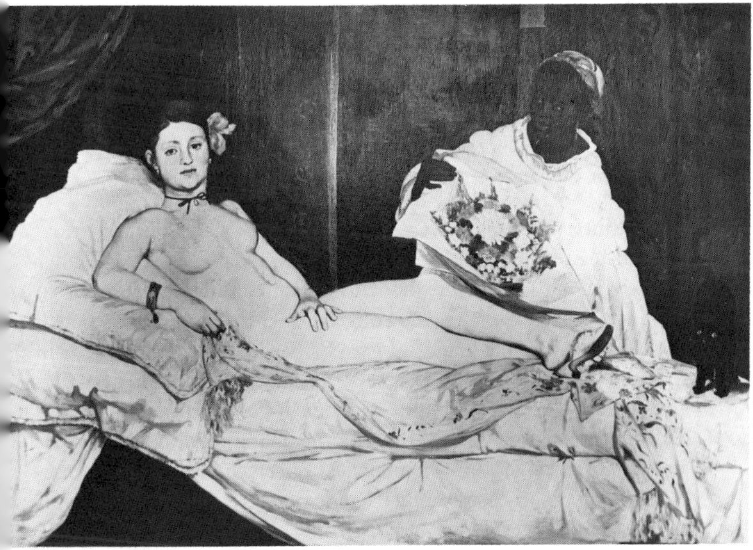

»Es gibt nämlich noch einen amüsanten Scherz: der Glaube, es gäbe so etwas wie eine Kunstschönheit, eine absolute und ewige Wahrheit ... Wie alles übrige ist auch die Kunst ein Produkt des Menschen, eine menschliche Ausscheidung; unser Körper schwitzt die Schönheit unserer Werke aus. Unser Körper wandelt sich je nach dem Klima und den Gebräuchen, und so wandeln sich auch die Ausscheidungen. Daraus folgt, daß das morgige Werk anders sein wird als das heutige. Es lassen sich keine Regeln aufstellen und keine Vorschriften machen. Ihr müßt Euch mutig Eurer eigenen Natur überlassen und nicht versuchen, Euch selbst zu belügen.«[44]

Künstler dieses seltenen Schlages brauchten, nach Ansicht Zolas, auch keine Fürsprecher. Eine wahrhaft individuelle Stimme würde sich immer unter all den Mittelmäßigkeiten Gehör verschaffen. Letztendlich war ihnen der Erfolg gewiß:

»Unsere Väter lachten über Courbet, und siehe da, jetzt schwärmen wir für ihn. Wir lachen über Manet, und unsere Söhne werden für seine Bilder schwärmen ... [45]

Ich bin so überzeugt davon, daß Manet morgen als ein Meister gelten wird, daß ich sicher bin, ein gutes Geschäft zu machen, wenn ich reich genug wäre, alle seine Bilder zu kaufen. In zehn Jahren werden sie fünfzehn oder zwanzig Mal soviel wert sein, und dann werden gewisse Bilder, die jetzt vierzigtausend Francs kosten, keine vierzig wert sein. Man braucht nicht einmal sehr gescheit zu sein, um so etwas zu prophezeien.«[46]

Es wäre interessant zu wissen, ob dieses Thema hier in der Kunstkritik zum ersten Mal angeschlagen wird. Es war gewiß ein fataler Moment in der Geschichte des Kunstlebens, als der Kritiker sich so als Spekulant aufspielte, obwohl Zolas Bemerkung hier gewiß aufrichtig und uneigennützig war. Er beeilte sich sogar in einem späteren Artikel seinen Lesern zu versichern, daß es ihm nicht darum ging, »die Malerei der Zukunft zu loben« — er wüßte gar nicht, was darunter zu verstehen sei[47]. Er glaubte nur an Individuen und nicht an Kunstrichtungen und Schulen. Aber er war nicht ganz konsequent. Was seine eigene Zeit betraf, so wußte er ganz genau, mit welcher Kunstweise er sympathisierte:

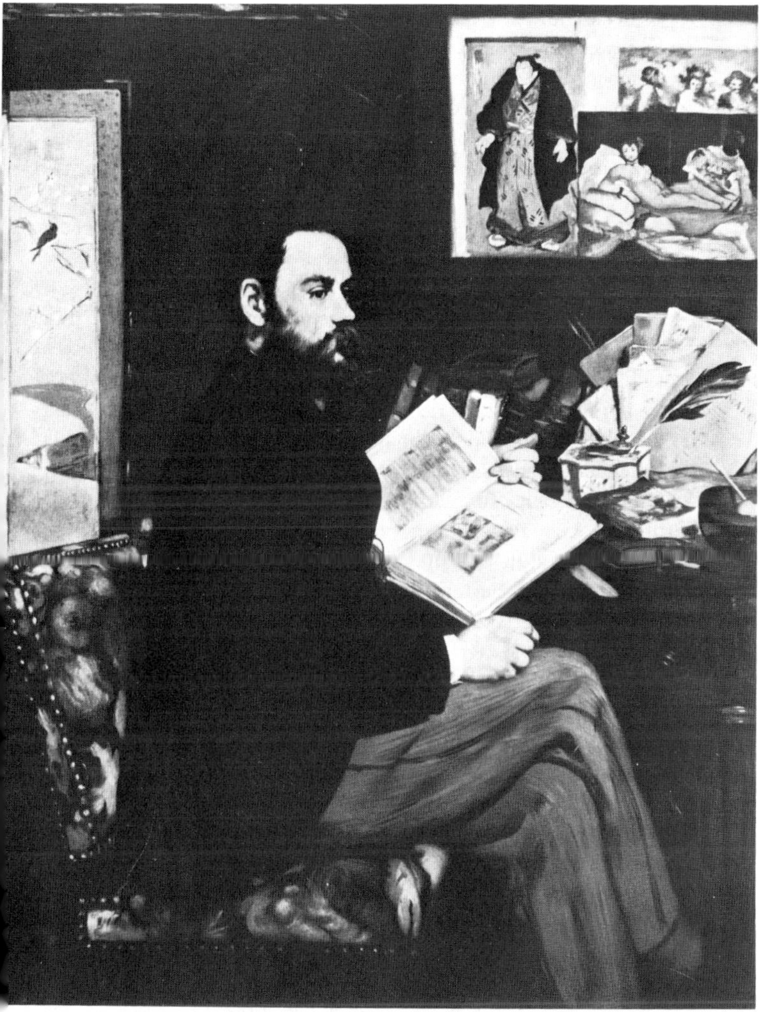

9 Edouard Manet, Emile Zola. 1868. Öl auf Leinwand, 146 x 114 cm. Paris, Louvre

»Heute weht der Wind zur Wissenschaft hin. Ob wir wollen oder nicht, werden wir zum exakten Studium der Dinge und Ereignisse getrieben. Und so manifestieren sich alle starken Persönlichkeiten, die etwas auszudrücken haben, im Sinne der Wahrhaftigkeit. Der Zug der Zeit ist gewiß realistisch, oder richtiger gesagt, positivistisch. So bin ich gezwungen, die Menschen zu bewundern, die anscheinend unter sich eine gewisse Familienverwandtschaft zeigen, ihre Verwandtschaft stammt aus der Zeit, in der sie leben.

Aber es braucht nur morgen ein anderes Genie geboren zu werden, ein Geist, der sich dagegen stellt, dann verspreche ich ihm meine Zustimmung, wenn er uns nur mit Macht ein neues Gebiet erschließt, das sein eigen ist.«[48]

Kaum ein anderer Aspekt des Modernismus, der hier in Erscheinung tritt, bedarf der Prüfung mehr als jener Relativismus, mit dem Zola die eingefleischten Ansichten seiner Zeit herauszufordern suchte. Man lernt da vieles aus seiner Stellungnahme zu Gérômes ehemals berühmten Gemälde »Phryne vor dem Areopag« (Abb. 60)[49], ein Bild, das selbst auf Degas und Cézanne genügend Eindruck machte, daß sie es sich skizzierten.

Zola führt uns erst den Künstler vor, wie er danach strebt, sich den Rahmen der Szene zu veranschaulichen, die er malen wollte, das Tribunal, wo die berühmte griechische Hetäre ihren Richtern gegenüberstehen sollte. Er beschreibt uns, wie der Maler Architekten und Archäologen um Rat fragen würde, um ganz sicher zu sein, daß jedes Detail genau stimmte. Erst dann würde er, wie Zola sagt, die Komposition festlegen und den effektvollsten Moment wählen, den *Coup de théâtre,* in dem der Verteidiger Phrynes ihren nackten Körper zur Schau stellt. Natürlich würde der Maler genau verstehen, ihre Nacktheit noch dadurch zu betonen, daß er sie eine schamhafte Gebärde machen ließe, »wie eine kleine Mätresse, die dabei überrascht wird, wie sie das Hemd wechselt«. Aber der volle Erfolg des Werkes, so fährt Zola fort, war erst dann gesichert, wenn es dem Maler gelang, auf den Gesichtern der Richter die verschiedenen Reaktionen von Erstaunen, Bewunderung und Lüsternheit zu zeigen:

»Diese Reihe alter Gesichter, die gierig aufleuchten, ist die letzte Ingredienz des Ragouts, das Gewürz, das auch den blasiertesten

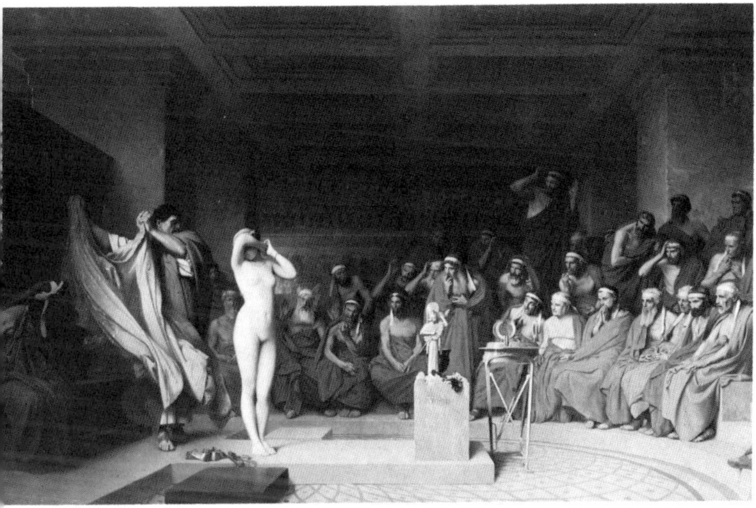

60 Jean Léon Gérôme, Phryne vor dem Areopag. 1861. Hamburg, Kunsthalle

> Gaumen kitzeln wird. Damit ist das Werk fertig und wird gewiß für fünfzig- oder sechzigtausend Francs verkauft werden, und die Reproduktionen, die man davon machen wird, werden Paris und die Provinz überschwemmen und dem Künstler und seinem Verleger eine Rente sichern.«

Zolas Beschreibung ist vollständig überzeugend. Gerade darum gestattet sie uns auch, auf die Beschreibung der Ziele der Malerei zurückzugreifen, wie sie Vasari auffaßte. Obwohl es blasphemisch wirken mag, möchte ich an mein Beispiel erinnern, das zufällig auch den Areopag von Athen darstellt, nämlich Raffaels Karton mit der Predigt des Hl. Paulus (Abb. 9). Auch dort wurden ja alle Mittel der Kunst herangezogen, um ein bestimmtes Ereignis der Vergangenheit mit voller dramatischer Kraft zu veranschaulichen. »Allerdings«, so hätte Gérôme stolz hinzufügen können, »haben wir inzwischen Fortschritte in unserer Kenntnis der Antike gemacht. Meine Kostüme und Ausstattung sind unvergleichlich authentischer als die Raffaels, vielleicht bin ich Raffael sogar in der Darstellung des

Gesichtsausdrucks überlegen, an der selbst Zola nichts auszusetzen fand.«

Wenn sich unser Urteil gegen einen solchen Vergleich sträubt, so kommt das sicher daher, daß wir den moralischen Aspekt nicht beiseite lassen können, das heißt, die Frage des Zwecks. Worum es geht, ist nicht bloß, daß Raffael ein religiöses Bild gemalt hat und Gérôme eine schlüpfrige Anekdote. Es handelt sich darum, daß die Mittel der Kunst, deren Fortschritt Vasari sich zum Thema gemacht hatte, gerade zu dem Zweck entwickelt wurden, uns zum Augenzeugen von Ereignissen zu machen, die die höchsten Werte der Religion oder der Ethik verkörperten. Das war das Ziel, nach dem Raffael mit allen Kräften gestrebt hatte, und das ist auch der Grund, warum sein Werk kanonisch wurde bis zu dem Augenblick, in dem manche es mit dem Gérômes zusammenwarfen.

Die Argumente gegen Gérômes Art der Malerei wurden schon in den Diskussionen des 18. Jahrhunderts vorgebracht, auf die ich kurz hinwies. Man kann sein Werk kritisieren als eine Pervertierung der Mittel zu unwürdigen Zwecken, als eine Korruption der Kunst im Dienste der Sensation und Sinnlichkeit. Aber kann ein konsequenter Historizist mit diesem Argument operieren? Behält es seine Geltung nicht nur für jene, die bereit sind, ihre Argumente auf Werte zu gründen? Erinnern wir uns daran, daß Zola, wie Heine vor ihm, dem Kritiker ausdrücklich das Recht dazu abgesprochen hatte:

> »Kein System, keine Theorie kann das Leben in seinem unaufhörlichen Schöpfungsprozeß festhalten, und unsere Rolle als Kunstrichter beschränkt sich darauf, die Sprachen der verschiedenen Temperamente zu konstatieren ... Ich will bloß die Tatsachen analysieren, und Kunstwerke sind einfach Tatsachen.«[50]

Kann man sich da wundern, daß der Historizismus zu einer Verwerfung aller Werte führte? In Zolas Absicht lag dies freilich nicht. Zwar empfand er sich zunehmend als ein unbeteiligter Beobachter des historischen Ablaufs, aber wenn irgendeiner, so verstand er, daß die Künstler seiner Generation, für die er eingetreten war, gewiß keine Relativisten waren. In gewissem Sinne ist es dieser doppelte Standpunkt, der seinem Roman »L'Oeuvre« aus dem Jahre 1885, in dem er den Kampf um den Salon des Refusés, an dem er selbst beteiligt war, beschrieb, Kraft und Tiefe verleiht. Nun sind es die Künstler von

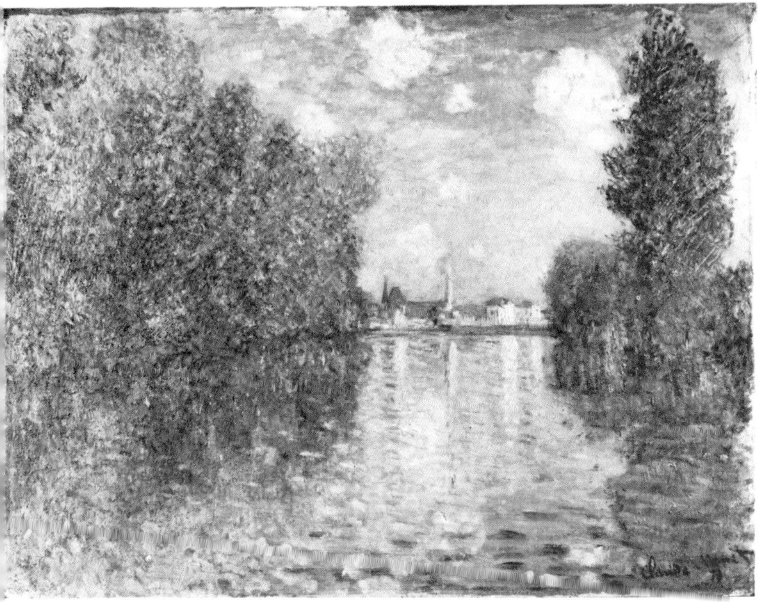

61 Claude Monet, Herbst in Argenteuil. 1873. Öl auf Leinwand, 56 x 75 cm. London, Courtauld Institute

damals und nicht Zola selbst, die der feindlichen Menge zurufen: »Wir haben die Begeisterung und den Mut, wir sind die Zukunft«[51], so wie es der tragische Held des Romans ist, der prophezeit: »Der Tag wird kommen, an dem eine einzige Rübe, in origineller Weise gemalt, mit einer Revolution schwanger gehen wird.«[52]

Zu dem Zeitpunkt als der Roman erschien, war schon klar geworden, daß die neue Auffassung der Kunst bereits allgemeiner akzeptiert worden war. Eine wachsende Anzahl von Menschen hatte eingesehen, worum es der neuen Richtung ging, und manche zogen sogar die radikaleren malerischen Versuche der Impressionisten der Virtuosität der Salonkünstler vor. Man braucht die Kämpfe, die diese Maler in ihrer Jugend durchzufechten hatten, durchaus nicht zu unterschätzen. Aber wenn man nüchtern bedenkt, welche grundlegende Umstellung, wieviel soziale Schulung nötig war, um die neuen Ziele dieser Maler zu verstehen, hat man sogar ein Recht, sich zu wundern, wie bald sie schließlich zum Erfolg kamen. Es scheint, daß sie diesen Erfolg tatsächlich dem wissenschaftlichen Element verdankten, das heißt, der beweisbaren Richtigkeit ihrer Sehweise. Leute, die zunächst verständnislos waren, entdeckten zu ihrer Überraschung, daß auch sie die Natur so sehen konnten. So hatte die Kunst eine neue und unerwartete Funktion erlangt, sie lehrte eine neue Art zu sehen[53].

Auch hier wäre es interessant, wieder den Prozeß zu verfolgen, durch den diese Funktion nach rückwärts in die Geschichte und nach vorwärts in die Zukunft projiziert wurde. Die Kunst selbst wurde identifiziert mit der Formulierung einer neuen Sehweise, und die Tatsache, daß solche Neuerungen Zeit brauchten, um angenommen zu werden, sprach weiterhin dafür, daß der Kritiker sich jedes Urteils enthalten sollte. Gewiß war dieses Argument nicht durchaus schlüssig, aber das darf uns nicht an der Erkenntnis hindern, daß die Entwicklung des Impressionismus mit anderen Kunstperioden die Eigenschaft teilt, daß es sich hier um eine rational erfaßbare Suche nach einer vollkommenen Problemlösung handelt. Kein Wunder, daß die Impressionisten ihren Platz im Pantheon der Kunst neben den Griechen und den Meistern der Renaissance behauptet haben. Sie stellen einen neuen Zyklus klassischer Lösungen dar, die suggestive Darstellung von flüchtigen Szenen des modernen Lebens, die Baudelaire nur von ferne ahnen konnte. Charakteristischerweise schrak Zola zurück. Er hatte den Verdacht, daß sich Manet und die Impressionisten zu leicht zufrieden gaben und keine neuen Wege mehr bahnten. »Sie sind alle Vorläufer, man sieht, was sie wollen, und gibt ihnen recht, aber man schaut sich vergebens nach einem wirklichen Meisterwerk um.«[54] Das liegt in der Zukunft. Man hat Zola diesen Verrat an seinen ehemaligen Kampfgenossen oft übelgenommen, aber schließlich sagte er genau dasselbe, was Proudhon von Courbets Realismus gesagt hatte und sogar, was Cézanne selbst meinte, als er im Jahr 1903 schrieb: »Ich beginne das Land der Verheißung zu sehen. Wird es mir ergehen wie dem großen Führer der Juden, oder wird es mir noch möglich sein, es zu betreten?«[55] Gewiß fehlte Zola das Verständnis für die Größe Cézannes, dem er aus politischen Gründen entfremdet war. Das bedeutet aber nicht, daß Cézanne seinerseits das Verständnis für seinen ehemaligen

Freund Zola abging. Schließlich zeigte er sich ähnlich enttäuscht von der beinahe provisorischen Natur des Impressionismus, als er zu Maurice Denis äußerte, er wolle etwas Solides und Dauerndes daraus machen, wie die Kunst der Museen[56].

Es liegt eine gewisse Tragik in der Tatsache, daß gerade in den Jahren, als Cézanne auf diesem einsamen Pfade weiter fortschritt, Zola einen desillusionierten Artikel über den Salon von 1896 veröffentlichte, in dem er sich fragte, ob der Sieg der neuen Methoden nicht gar zu vollständig war[57]. Neue Moden führen immer zu Übertreibungen. Die hellen Töne, die lockeren Pinselstriche, die Betonung der farbigen Reflexe, für die er vor 20 Jahren mit so viel Leidenschaft gekämpft hatte, waren inzwischen zu den gängigen

62 Paul Cézanne, Le Lac d'Annecy. 1896. Öl auf Leinwand, 65 x 81 cm. London, Courtauld Institute

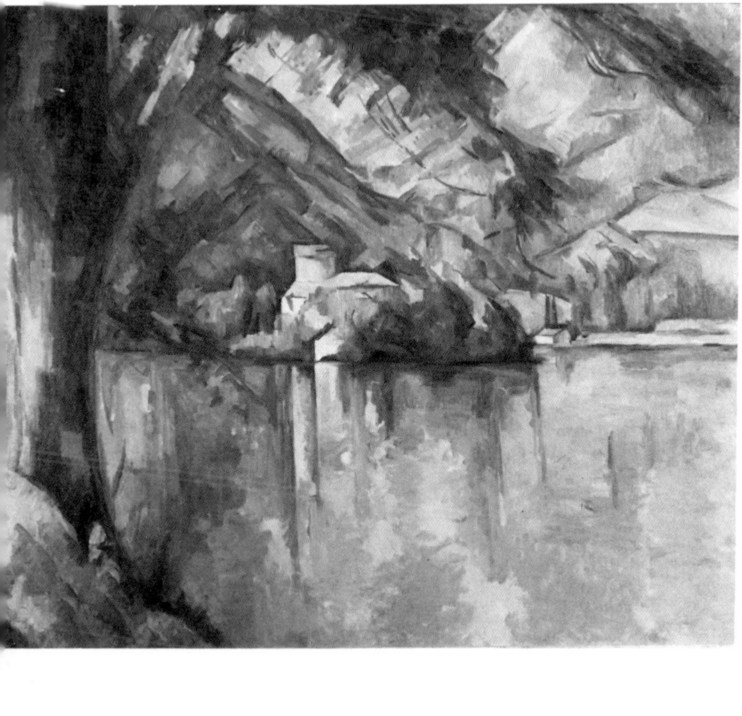

Effekten einer neuen Malweise geworden, die ihn geradezu abstieß. Und dennoch, so schließt er, hatte er einen guten Kampf gekämpft. »Wenn der Weg, den wir geöffnet haben, heute banal ist, so kommt das daher, daß wir ihn geebnet hatten, damit die Kunst des Augenblicks ihn beschreiten kann.« Die wahren Meister, die die Entwicklung der Zeit bestimmt hatten, werden auch »auf den Trümmern ihrer Schule« weiter bestehen.

Was mich an Zolas Selbstbefragung berührt, ist das gleiche Element, das auch Hans Tietzes Bekenntnis, das ich diesem Abschnitt voranstellte, so eindrucksvoll macht. Beide waren aufrichtig genug sich zu fragen, ob sie nicht selbst für die Lage der Dinge in der Kunst, die ihnen mißfiel, mit verantwortlich waren. Tietze sah, daß das Interesse des Kunsthistorikers an dem ständigen Ablauf der Stile seinerseits die Künstler beeinflußte und dadurch den Prozeß beschleunigte. Zola gab zu verstehen, daß er die romantische Anschauung seiner Jugend widerrief, nach der der Kritiker kein Recht hat zu kritisieren, sondern bloß den Strom der Ereignisse zu verzeichnen.

Natürlich ist es unleugbar, daß Kritiker so wie andere Sterbliche sich oft als beschränkt und voreingenommen erwiesen haben und daß ihnen das Verständnis für die Probleme fehlte, die sich ein Künstler oder eine Schule stellte. Mitunter verstanden sie vielleicht sogar das Problem, aber es kam ihnen trivial vor oder ging ihnen gegen den Strich. Aber diese Erfahrungstatsache rechtfertigt noch lange nicht die Behauptung, daß Neuerungen nie kritisiert werden dürfen, weil sich im Fortschritt der unwiderstehliche Drang einer überlegenen oder göttlichen Gewalt manifestiert.

Die Vorstellung, daß der Künstler immer dem Prinzip des Fortschritts dient, wenn er nur seine eigene Persönlichkeit oder den Geist seiner Zeit zum Ausdruck bringt, hat sich als zu inhaltslos herausgestellt, um damit zu argumentieren. Wir mögen die Zeiten beneiden, in denen die Gesellschaft dem Künstler ein klareres Ziel setzte, dem Generationen nachstreben konnten, aber wir können uns auch mit dem Gedanken trösten, daß der Mensch ein Wesen ist, das sich selbst Probleme stellen und nach ihrer Lösung suchen kann, und zwar nicht nur in der Wissenschaft und Technik, sondern auch in der Kunst. Nur ist es an der Zeit, uns zu entsinnen, daß wir selbst es sind, die die Ziele setzen.

Die Werbefachleute machen uns gerne glauben, wir hätten die moralische Pflicht, mit der Zeit zu gehen und jedes neue Spiel zu erlernen, das sie auf den Markt bringen wollen. Es scheint mir nicht, daß es eine solche moralische Verpflichtung geben kann. In der Wissenschaft mag es töricht oder sogar verwerflich sein, sich auf veraltete Ideen zu versteifen und etwa darauf zu bestehen, daß die Erde flach sei, nachdem es längst bewiesen ist, daß sie rund ist; denn die Wissenschaft strebt nach Wahrheit, und wir können die Unwahrheit nicht der Wahrheit vorziehen. Aber obwohl wir uns nicht auf die Seite der Lüge stellen dürfen, haben wir dennoch das Recht, Ziel und Zweck eines bestimmten wissenschaftlichen Projekts oder einer technischen Neuerung zu diskutieren und in Frage zu stellen. Wir sind endlich zu der Einsicht gelangt, daß wir nicht die passiven Marionetten einer unwiderstehlichen Entwicklung sind und daß es durchaus nicht notwendig ist, etwas einfach darum zu tun, weil die Möglichkeiten dazu gegeben sind. Wo diese Möglichkeiten mit unseren Werten in Konflikt geraten, müssen wir eben imstande sein, auch ruhig »nein« zu sagen.

Es scheint mir, daß das wachsende Bewußtsein davon, daß wir den Mut haben müssen, jeweils nach der Legitimation eines Fortschrittsbegriffs zu fragen, sich auch auf die Kunst auswirken wird. Nirgendwo ist es dringender als in der heutigen Kunsterziehung, Distanz zu gewinnen und uns zu fragen, was wir eigentlich von der Kunst wollen. Die gedankenlose Anbetung jeder Neuerung kann nie die menschlichen Werte ersetzen, auf denen auch die Kunst ruhen muß.

Anmerkungen

1 Wien 1925, S. 38/39
2 Karl R. Popper, The Poverty of Historicism. London, 1957 (dt. Das Elend des Historizismus. Tübingen 1965)
3 Eine Reproduktion dieser Serie mit Vorwort von Bern Dibner wurde von der Burndy Library, Norwalk/Connecticut, 1953, herausgegeben
4 Thomas F. Carter, The Invention of Printing in China. Revidiert von L. Carrington Goodrich. New York 1955
5 Frank E. Manuel, Shapes of Philosophical History. Stanford 1965
6 J. G. Herder, Denkmahl Johann Winckelmanns. Cassel 1778. In: Sämtliche Werke. Hrsg. v. Bernard Suphan, Bd. VIII, S. 477
7 A. O. Lovejoy, The Meaning of Romantic in Early German Romanticism, und: Schiller and the Genesis of German Romanticism. Essay in: The History of Ideas. Baltimore 1948. Im Titelaufsatz von »Norm und Form« habe ich die Beziehung von nahezu allen stilistischen Bezeichnungen zur Hauptidee des Klassizismus behandelt
8 Mme de Staël, De l'Allemagne. Paris 1968, Vol. II, 12. Kapitel, S. 215
9 George Boas, »Il faut être de son temps«. In: Journal of Aesthetics & Art Criticism, Spring 1941, S. 52—65
10 H. Delaborde, Ingres. Paris 1870, S. 146
11 George P. Mras, Eugène Delacroix' Theory of Art. Princeton 1966
12 Journal de Eugène Delacroix. Hrsg. v. Paul Flat und René Piot. Paris 1893
13 Undatiert, aber in der englischen Auswahl von H. Wellington, London, S. 85, dem Jahre 1847 zugeschrieben
14 Charles Baudelaire, Critique de l'Art. Hrsg. v. Claude Pichois. Paris 1965, S. 93
15 Ebd., S. 191
16 Ebd., S. 192
17 Ich habe dieses selbe Beispiel in meinem Aufsatz »The Leaven of Criticism in Renaissance Art« — hier in Anm. 3 zum 1. Abschnitt zitiert — diskutiert
18 Vgl. meine Schrift über »Art and Self-Transcendence« In: A. Tiselius/ S. Nilsson (Hrsg.), The Place of Value in a World of Facts. Nobel Symposium 14. Stockholm 1971

19 Vgl. mein »Expression and Communication«. In: Meditations on a Hobby Horse. London 1963 (dt. Ausdruck und Aussage. In: Meditationen über ein Steckenpferd. Wien 1973, Stuttgart 1978)

20 Immanuel Kant, Der Streit der Fakultäten. Zweiter Abschnitt, No. 7. In: Werke. Hrsg. v. Cassirer, VII, Berlin 1916, S. 401

21 A. Fontaine, Les Doctrines d'Art en France. Paris 1909. Für Herders frühe Formulierung dieser Doktrin vgl. mein »Norm und Form«, S. 139

22 A. Boime, The Academy and French Painting in the Nineteenth Century. London 1971. Auf S. 99 zitiert der Verfasser Thoré für seine Identifizierung von Romantik mit Fortschritt aus dem Jahre 1863. Acht Jahre früher hatte Baudelaire (a.a.O., S. 202) noch diese »kindische und vulgäre Liebe für Antithesen« gegeißelt

23 August Comte, Early Essays on Social Philosophy. Hrsg. v. F. Harrison. London. Third Essay, May 1822, S. 149

24 Comte, a.a.O., S. 155 f.

25 Karl R. Popper, The Open Society and its Enemies. London 1966, 12. Kapitel (dt. Die offene Gesellschaft und ihre Feinde. Bern 1957, 1958, 1975)

26 In Search of Cultural History. The Philip Maurice Deneke Lecture 1967, Oxford 1969. Und mein Aufsatz »Hegel und die Kunstgeschichte«. In: Neue Rundschau, 88, 1977/2, S. 202—219

27 Heinrich Heine, Französische Maler. In: Werke. Hrsg. v. H. Friedmann und R. Pissin. Berlin, Bd. XI, S. 25 f.

28 Zitiert nach: K. Woermann, Geschichte der Kunst. Bd. VI, Leipzig 1922, S. 252. Zu diesen Debatten vgl. Laura Malvano, Naturalismo e Realismo. In: G. Previtali (Hrsg.), Arte II. Mailand 1971

29 Pontus Grate, Deux Critiques d'Art de l'Epoque Romantique. Stockholm 1959, S. 149

30 Renato Poggioli, Teoria dell'Arte d'Avanguardia. Bologna 1962. Donald D. Egbert, The idea of avant-garde in Art and Politics. In: American Historical Review, Vol. LXXIII, 1967, S. 339—366, zitiert eine frühere, weniger emphatische Ausdrucksweise aus Saint Simons »Opinions littéraires« etc. Paris 1825

31 Meyer Schapiro, Courbet and Popular Imagery. In: Journal of the Warburg & Courtauld Institutes, Vol. IV, 1940/41, S. 164—191; vgl. auch Charles E. Gauss, The aesthetic Theories of French Artists, 1853 to the Present. Baltimore 1949

32 H. A. Needham, Le Développement de l'esthétique sociologique en France et en Angleterre au XIX siècle. Paris 1926

33 Zitiert nach: J. C. Sloane, French Painting between the Past and the Present. Princeton 1951, S. 68

34 Geraldine Pelles, Art, Artists and Society. Englewood Cliffs/N. J. 1963

35 Richard Wagner, Sämtliche Schriften. 12 Bde. Leipzig, o. J., Bd. III, S. 100—101

36 Baudelaires Aufsatz über Wagner erschien zuerst in der »Revue européenne« am 1. April 1861 und in erweiterter Form auch als Broschüre

37 H. Taine, Philosophie de l'Art. Paris 1865, I. Teil, X. Kapitel

38 Victor Fournel, Les Artistes Français Contemporains. In Baudelaires Salon von 1859 wurde das Bild in absprechender Weise am Rande erwähnt; lt. J. Mayne wurde es vom Kaiser erworben und beim Brand der Tuilerien im Jahre 1871 zerstört

39 Contemporary French Painters. London 1868, S. 20 f.

40 Für dies und das Folgende vgl. George H. Hamilton, Manet and his Critics. New Haven 1954

41 John Rewald, Paul Cézanne. London o. J.

42 Zolas Salons. Hrsg. v. F. W. Hemming und R. Niess. Genf 1959

43 4. Mai 1866, a.a.O., S. 60—61

44 Ebd., S. 62

45 Ebd., S. 63

46 7. Mai 1866, a.a.O., S. 65. In der Neuauflage von 1879 änderte Zola seine Prophezeiung von »zehn Jahren« zu fünfzig — und behielt damit recht

47 11. Mai 1866, a.a.O., S. 70

48 Ebd.

49 1. Juli 1867, a.a.O., S. 112—113. Zur Geschichte und Bibliographie des Gemäldes vgl. E. M. Krafft/C. W. Schümann, Katalog der Meister der Hamburger Kunsthalle. Hamburg 1969

50 Edouard Manet, 1867, a.a.O., S. 90

51 Kapitel II

52 Kapitel V

53 Vgl. mein »Art and Illusion«. London 1960, Kapitel IX (dt. Kunst und Illusion), und »Visual Discovery through Art«, in: J. Hogg (Hrsg.), Psychology and the Visual Arts. Harmondsworth 1969

54 Le Naturalisme au Salon, 1880, a.a.O., S. 243; vgl. auch Hamilton, a.a.O., S. 218—224

55 Rewald, a.a.O., S. 181

56 Rewald, a.a.O., S. 122

57 a.a.O., S. 265 f.

Ernst H. Gombrich
Verzeichnis seiner Schriften 1930—1987

1930

Ein chinesisches Gedicht — und was ihm bei seiner Übertragung ins Deutsche alles passieren könnte. In: Literarische Monatshefte, 5, S. 12—13

1933

Eine verkannte karolingische Pyxis im Wiener Kunsthistorischen Museum. In: Jahrbuch der Kunsthistorischen Sammlungen in Wien, N. F. 7, S. 1—14

1934

Zum Werke Giulio Romanos, 1: Der Palazzo del Te. In: Jahrbuch der Kunsthistorischen Sammlungen in Wien, N. F. 8, S. 79—104

1935

Zum Werke Giulio Romanos, 2: Versuch einer Deutung. In: Jahrbuch der Kunsthistorischen Sammlungen in Wien, N. F. 9, S. 121—150; ital. Quaderni di Palazzo Te, Juli—Dez. 1984, Auszüge (dt., engl., franz., ital.) FMR

A bécsi oltár és az Esztergomi Múzeum fareliefjeinek történeti helyzete (Die kunsthistorische Stellung des Wiener Altars und die Holz-Reliefs im Esztergom Museum). In: Magyar Müvészet, 11, S. 223—228

Besprechung von: J. Bodonyi, Entstehung und Bedeutung des Goldgrundes in der spätantiken Bildkomposition (Archaeologiai Értesitö, 46, 1932/33). In: Kritische Berichte zur kunstgeschichtlichen Literatur, 5, 1932/33 (veröffentlicht 1935), S. 65—75

1936

Weltgeschichte von der Urzeit bis zur Gegenwart (Wissenschaft für Kinder). Wien (dän. 1937; norweg. 1937; schwed. 1937; holl. 1937; poln. 1938). Erweiterte Neuauflage als: Eine kurze Weltgeschichte für junge Leser. 1985

1937

A Classical Quotation in Michel Angelo's »Sacrifice of Noah«. In: Journal of the Warburg Institute, 1, S. 69

Wertprobleme und mittelalterliche Kunst. In: Kritische Berichte zur kunstgeschichtlichen Literatur, 6, S. 109—116 (engl.: Achievement in Medieval Art) 1963.

1938

Goethe's »Zuneigung« and Benivieni's »Amore«. In: Journal of the Warburg Institute, 1, S. 331—339

(Mit Ernst Kris) The Principles of Caricature. In: British Journal of Medical Psychology, 17, S. 319—342

20 Besprechungen, darunter von: A. Warburg, Gesammelte Schriften. In: A Bibliography of the Survival of the Classics, 2. London, The Warburg Institute

1939

Art in Education, 8: Some Trends and Experiments abroad. In: The Listener, 22. September, S. 564—565

Art and Propaganda. In: The Listener, 7. Dezember

Nachruf: Julius von Schlosser. In: Burlington Magazine, 74, S. 98—99

1940

(Mit Ernst Kris) Caricature. Harmondsworth/Mddx.

The Artist and the Art of War. In: The Listener, 29. August, S. 311—312

1945

Portrait Painting and Portrait Photography. In: Apropos. A Series of Art Books, 3

1947

Cartoons and Progress. In: A. G. Weidenfeld (Hrsg.), The Public's Progress. London, S. 74—83

Besprechung von: Wilhelm Waldmann, Honoré Daumier. 240 Lithographs. In: Burlington Magazine, 89, S. 231—232

1948

Besprechungen von: Daria Hambourg, Richard Doyle; Ruari Mclean, George Cruickshank; Frances Sarzano, Sir John Tenniel (English Masters of Black and White). In: Burlington Magazine, 90, S. 153 — Peter Meyer, Europäische Kunstgeschichte, 1: Vom Altertum bis zum Ausgang des Mittelalters. Zürich. In: Burlington Magazine, 90, S. 272

1950

The Story of Art. London. 11. überarbeitete und erweiterte Auflage 1966; 12. erweiterte und neugestaltete Auflage 1972; 13. überarbeitete Auflage 1978; 14. erweiterte Auflage 1982. (Holl. 1951, 67; span. 1951, ital. 1952, 66, 73; dt. 1953, 78, 86; dän. 1953, 73; schwed. 1954, 66; hebr. 1955, 64, finn. 1955; norw. 1955; afrikaans 1957; franz. 1963, 67, 82; ungar. 1974; japanisch 1972, 74, 82; portug. 1961, 79; rumänisch 1975; türkisch 1976; serbokroatisch 1980)

1951

Besprechung von: Giorgio Castelfranco, Lineamenti di estetica. Florenz 1950. In: Journal of Aesthetics and Art Criticism, 10, S. 78—79

1952

A Classical »Rake's Progress«. In: Journal of the Warburg and Courtauld Institutes, 15, S. 255—264

Kunstwissenschaft; Kunstliteratur. In: Atlantisbuch der Kunst. Zürich, S. 653—679

The Open Society — a Comment. In: British Journal of Sociology, 3, S. 358—360

Besprechungen von: Ludwig Goldscheider, Michelangelo Drawings. London. In: Times Literary Supplement, 4. Januar — Lawrence Gowing, Vermeer. London. In: The Observer, 7. September

1953

Besprechungen von: R. Hinks, Michelangelo Merisi da Caravaggio. His Life — his Legend — his Works. London; R. Hinks, Caravaggio's »Death of the Virgin« (Charlton Lectures on Art, 35). London; B. Berenson, Caravaggio. His Incongruity and his Fame. London. In: The Listener, 31. Dezember — B. Rowland Jr., The Art and Architecture of India; E. K. Waterhouse, Painting in Britain, 1530—1790. In: The Observer, 17. Mai — E. K. Waterhouse, Painting in Britain, 1530—1790. In: The Listener, 18. Juni

1954

»Cosi fan tutte«, Procris included. In: Journal of the Warburg and Courtauld Institutes, 17, S. 372—373

L'influence des astres sur la culture de la Renaissance. In: Les Beaux-Arts, 7, Dezember (L'Europe Humaniste)

Besprechungen von: Dorothy George, Catalogue of Political and Personal Satires preserved in the Department of Prints and Drawings in the British Museum. Bd. 9. In: Burlington Magazine, 96, S. 27 — William M. Ivins, Prints and Visual Communication. In: British Journal for the Philosophy of Science, 5, S. 168—169

1957

A Classical Topos in the Introduction to Alberti's »Della Pittura«. In: Journal of the Warburg and Courtauld Institutes, 20, S. 173

Besprechungen von: Dorothy George, Catalogue of Political and Personal Satires preserved in the Department of Prints and Drawings in the British Museum. Bd. 11. In: Burlington Magazine, 99, S. 320 — Richard Krautheimer, Lorenzo Ghiberti. In: Apollo, Juli, S. 306—307 — Dora und Erwin Panofsky, Pandora's Box. The Changing Aspects of a Mythical Symbol.

In: Burlington Magazine, 99, S. 280 — John White, The Birth and Rebirth of Pictorial Space. In: Apollo, Dezember, S. 198

Nachruf: Ernst Kris. In: The Times, 23. März

1958

Hrsg. (mit Julius S. Held und O. Kurz), Essays in Honor of Hans Tietze, 1880—1954, Paris VIII

Besprechung von: John Pope-Hennessy, Italian Renaissance Sculpture. London. In: Apollo, Dezember, S. 228—229

1959

Nachruf: Erica Tietze-Conrat, 1883—1958. In: College Art Journal, 18, S. 248

1960

Art and Illusion. A Study in the Psychology of Pictorial Representation (Andrew William Mellon Lectures in the Fine Arts, 5, 1956). New York und London 1960 (copyright 1959). Die Londoner Ausgabe wurde 1962 neu gesetzt und 1962, 1968, 1972 neu aufgelegt, jeweils mit einem neuen Vorwort versehen (holl. 1964; ital. 1965 [mit einem neuen Vorwort]; dt. 1967, 1978; franz. 1971; ungar. 1972; schwed. 1972; rumän. 1973; span. 1979; japan. 1979; poln. 1981; kroat. 1984; tschechisch 1985; portug. 1986)

Vasari's »Lives« and Cicero's »Brutus«. In: Journal of the Warburg and Courtauld Institutes, 23, S. 309—311

1961

Critics, Courts and Artists (The 3rd Past and Present Conference...) In: Past and Present, 19, S. 19—20

Das Wesen der Karikatur. Veröffentlichung der Evangelischen Akademie Tutzing. In: Jahrbuch, 11, S. 287—296

1962

Alberto Avogadro's Descriptions of the Badia of Fiesole and of the Villa of Careggi. In: Italia medioevale e umanistica, 5, S. 217—229

(Mit Michael Baxandall) Beroaldus on Francia. In: Journal of the Warburg and Courtauld Institutes, 25, S. 113—115

Blurred Images and the Unvarnished Truth. In: British Journal of Aesthetics, 2, S. 170—179

Dark Varnishes. Variations on a Theme from Pliny. In: Burlington Magazine, 104, S. 51—62

Bemerkungen zu: Kenneth Adams, Realism in Painting. In: Discovery, Juli, S. 47—48

Einleitung zu: Kokoschka. Retrospective Exhibition... by the Arts Council of Great Britain. Ausstellungskatalog der Tate Gallery, London, September—November, S. 10—15

Vorwort zu: Karel Vogel, Sculpture. A Retrospective Exhibition. Ausstellungskatalog der South London Art Gallery, Camberwell, November/Dezember, und des Midland Area Museum Service

1963

Meditations on a Hobby Horse and other Essays on the Theory of Art. London. Darin: Meditations on a Hobby Horse, or the Roots of Artistic Form (1951) — Visual Metaphors of Value in Art (1954) — Psychoanalysis and the History of Art (1954) — On Physiognomic Perception (1962) — Expression and Communication (Art and The Language of the Emotions. 1962) — Achievement in Medieval Art (Übersetzung von: Wertprobleme und mittelalterliche Kunst. 1937) — André Malraux and the Crisis of Expressionism (1954) — The Social History of Art (Besprechung von A. Hauser. 1953) — Tradition and Expression in Western Still Life (Besprechung von C. Sterling. 1961) — Art and Scholarship (1957) — Imagery and Art in the Romantic Period (Besprechung von D. George. 1949) — The Cartoonist's Armoury (1963) — The Vogue of Abstract Art (The Tyranny of Abstract Art. 1958) — Illusion and Visual Deadlock (1961). (dt. 1973, 78; ital. 1971; span. 1986; franz. 1986)

Controversial Methods and Methods of Controversy. In: Burlington Magazine, 105, S. 90—93

1964

Exhibitionship. In: The Atlantic, 213, S. 77—78

Besprechungen von: F. B. Artz, From the Renaissance to Romanticism. Chicago. In: History, 49, S. 130—132 — Kunstgeschichte und Kunsttheorie im 19. Jahrhundert (Probleme der Kunstwissenschaft, 1). Berlin. In: Art Bulletin, 46, S. 418—420 — Thomas Munro, Evolution in the Arts and other Theories of Culture History. 1963. In: British Journal of Aesthetics, 4, S. 263—270

Nachruf (unsigniert): Gertrud Bing. In: The Times, 6. Juli

1965

Winston Churchill as Painter and Critic. In: The Atlantic, 215, S. 90—93

The Use of Art for the Study of Symbols. In: American Psychologist, 20, S. 34—50 (Nachdruck in: J. Hogg [Hrsg.], Psychology and the Visual Arts. Harmondsworth/Mddx. 1969 — Dt. [überarbeitet] in: H. Bauer u. a. [Hrsg.], Wandlungen des Paradiesischen und Utopischen [Probleme der Kunstwissenschaft, 2]. Berlin 1966 — Ital. in: E. H. Gombrich, Freud e la Psicología dell'Arte. Turin 1967 — Franz. in: L'Information d'Histoire de l'Art, V, 4, September—Oktober 1970 — Span. in: E. H. Gombrich, Freud y la Psicología del Arte. Barcelona 1971)

Einleitung zu: S. Kruckenhauser, Heritage of Beauty. Architecture and Sculpture in Austria. London, S. 7—14

Besprechungen von: Gertrud Bing, 1892—1964. In: Gertrud Bing in Memoriam. The Warburg Institute, S. 1—3 — Gertrud Bing zum Gedenken. In: Jahrbuch der Hamburger Kunstsammlungen, 10, S. 7—12

1966

Norm and Form. Studies in the Art of Renaissance, 1. London, 2. Auflage 1971. Darin: The Renaissance Conception of Artistic Progress and its Consequences (1958) — Apollonio di Giovanni: A Florentine Cassone

Workshop seen through the Eyes of a Humanist Poet (1955) — Renaissance and Golden Age (1961) — The Early Medici as Patrons of Art (1960) — Leonardo's Method for Working out Compositions (Übersetzung von: Conseils de Léonardo sur les esquisses de tableaux. 1954) — Raphael's »Madonna della Sedia« (1956) — Norm and Form (Übersetzung von: Norma e forma. 1963) — Mannerism. The Historiographic Background (1963) — The Renaissance Theory of Art and the Rise of Landscape (Renaissance Artistic Theory and the Development of Landscape Painting. 1953) — The Style »all'antica«. Imitation and Assimilation (1963) — Reynolds's Theory and Practice of Imitation (1942). (ital. 1972; dt. 1985; span. 1986)

The Debate on Primitivism in Ancient Rhetoric. In: Journal of the Warburg and Courtauld Institutes, 29, S. 24—37

Freud's Aesthetics. In: Encounter, 26, S. 30—40 (griech. in: Epoches, 1966 — ital. in: Tempo Presente, Februar 1966; auch in E. H. Gombrich, Freud e la Psicologia dell'Arte. Turin 1967 — dt. in: Literatur und Kritik, November 1967 — franz. in: Preuves, April 1969 — span. in: E. H. Gombrich, Freud y la Psicología del Arte. Barcelona 1971)

Aby Warburg, 1866—1929. In: Neue Zürcher Zeitung, 11. Dezember

Besprechungen von Draper Hill, Mr. Gillray, the Caricaturist, and John Physick, The Duke of Wellington, in Caricature. London. In: Burlington Magazine, 108, S. 206—207 — Cornelius Vermeule, European Art and the Classical Past. Cambridge/Mass. In: Journal of Roman Studies, 56, S. 259—260

1967

Celebrations in Venice of the Holy League and of the Victory of Lepanto. In: Studies in Renaissance and Baroque Art presented to Anthony Blunt, S. 62—68

Zur Psychologie des Bilderlesens. In: Röntgenblätter, 20. Februar, S. 50—56

Einleitung zu: E. Kris, Ricerche psicoanalitiche sull'arte. Turin, S. XIII—XXVI

Besprechung von: C. d. Tolnay, Hieronymus Bosch. In: New York Review of Books, 23. Februar, S. 3—4

1968

Methodenfragen der Symbolforschung. In: Das Münster, 21, S. 57

Style. In: International Encyclopedia of the Social Scienes. Bd. 15, S. 352—361

Nachruf: Erwin Panofsky. In: Burlington Magazine, 110, S. 356—360

1969

The Evidence of Images: I. The Variability of Vision; II. The Priority of Context over Expression. In: C. S. Singleton (Hrsg.), Interpretation. Theory and Practice, S. 35—104

Geschichte des Nachlebens der Antike (Österreichische Gelehrte im Ausland). In: Österreichische Hochschulzeitung, 1. Juni, S. 5

1970

Aby Warburg, an Intellectual Biography. With a Memoir on the History of the Library by F(ritz) Saxl. London, VI. Mit neuer Einleitung 1986. (dt. 1981, 84; ital. 1983; japanisch 1986)

Myth and Reality in German War-time Broadcasts (The Creighton Lecture in History). London

Criteria of Periodization in the History of European Art. Bemerkungen zu H. W. Janson's Artikel. In: New Literary History, 1, S. 123—125

Einleitung zu Gerhart Frankl. Exhibition of Paintings and Works on Paper. Ausstellungskatalog des Arts Council of Great Britain und der Hayward Gallery, London

Einleitung zu. H. Honour/J. Fleming (Hrsg.), A Heritage of Images. A Selection of Lectures by Fritz Saxl. Harmondsworth/Mddx, S. 9—12

1971

Ideas of Progress and their Impact on Art: I. From Classicism to Primitivism; II. From Romanticism to Modernism. New York, Cooper Union (The Mary Duke Biddle Lectures). Privatdruck (dt. in der vorliegenden Ausgabe)

Antwort auf: James J. Gibson, On Information available in Pictures. In: Leonardo, 4, S. 195—197, S. 308

Personification. In: R. R. Bolgar (Hrsg.), Classical Influences on European Culture. A. D. 500—1500, S. 247—257

Vom Ethos in der bildenden Kunst. Gedanken zum 70. Geburtstag Max Hunzikers. In: Neue Zürcher Zeitung, 33, 5. März

Einleitung zu: Kokoschka. Exhibition of Prints and Drawings lent by Reinhold, Count Bethusy-Huc. Ausstellungskatalog des Victoria and Albert Museums, London, S. 6—9

1972

Symbolic Images. Studies in the Art of the Renaissance, 2. London. Darin: (Einleitung) Aims and Limits of Iconology — Tobias and the Angel (1948) — Botticelli's Mythologies. A Study in the Neoplatonic Symbolism of his Circle (1945; mit einem neuen Vorwort und neuem Anhang) — An Interpretation of Mantegna's »Parnassus« (1963) — Raphael's »Stanza della Segnatura« and the Nature of its Symbolism — Hypnerotomachiana (1951; erweitert) — The »Sala dei Venti« in the Palazzo del Te (1950) — The Subject of Poussin's »Orion« (1944) — Icones Symbolicae. Philosophies of Symbolism and their Bearing on Art (überarbeitete und erweiterte Fassung von: Icones Symbolicae. The Visual Image in neo-Platonic-Thought. 1948). (ital. 1978; span. 1983; dt. 1986)

The »What« and the »How«. Perspective Representation and the Phenomenal World. In: R. Rudner/I. Scheffler (Hrsg.), Logic and Art. Essays in Honor of Nelson Goodman. New York, S. 129—149

The Achievement of Sir Karl Popper (Rundfunk-Diskussion). In: The Listener, 24. August, S. 227—228

Einleitung zu: Max Hunziker, Malereien, Glasfenster. Ausstellungskatalog des Helmhaus, Zürich, August—Oktober

Besprechungen von: Mario Praz. Mnemosyne. The Parallel between Literature and the Visual Arts. In: Burlington Magazine, 114, S. 345—346

1973

Illusion and Art. In: R. Gregory/E. H. Gombrich (Hrsg.), Illusion in Nature and Art. London, S. 193—243

The Concept of Cultural History (Rundfunk-Diskussion mit Peter Burke). In: The Listener, 27. Dezember

Commencement Address at the Curtis Institute of Music, Philadelphia. Privatdruck

1974

Die Ambraser Kunstsammlung und die Dichterin Lilly von Sauter. In: Das Fenster, Tiroler Kulturzeitschrift, 15, 1974/75, S. 1538—1544

The Renaissance — Period or Movement? In: J. B. Trapp (Hrsg.), Background to the English Renaissance. London, S. 9—30

Einleitung zu: Oliver Bevan, Polaroid Light Boxes. Ausstellungskatalog der J. P. Lehmans Gallery, London

Vorwort zu: Heinrich Schäfer, Principles of Egyptian Art. Oxford

1975

Kunstsalon Wolfsberg: Max Hunziker. Laudatio anläßlich der Auszeichnung des Künstlers für kulturelle Verdienste durch die Stadt Zürich, 25. August

Reflections on Anna Mahler's Oeuvre. Einleitung zu: Anna Mahler. Her Work. London, S. 5—8 (dt. 1975)

Topos and Topicality in Renaissance Art (Annual Lecture). Privatdruck der Society for Renaissance Studies, London (Dt. in: Freibeuter 1985/1 Nr. 23, S. 15—40)

Impara l'arte (La crisi dei musei). In: Bolaffiarte, 6

La vergine di Bruges. In: Video, La Rivista della Televisione, November, S. 29—30

1976

The Heritage of Apelles. Studies in the Art of the Renaissance, 3. Oxford. Darin: (Vorwort) Light and Highlights. The Heritage of Apelles — Light, Form and Texture in 15th Century Painting North and South of the Alps (1964; überarbeitet) — Leonardo da Vinci's Method of Analysis and Permutation: The Form of Movement in Water and Air (1969) — Leonardo's Grotesque Heads (1954) — Jerome Bosch's »Garden of Earthly Delights«: The Earliest Description of the Triptych (1967, As it was in the Days of Noe [A Progress Report. 1969]) — Classical Rules and Rational Standards. From the Revival of Letters to the Reform of the Arts: Niccolò and Filippo Brunelleschi (1967) — The Leaven of Criticism in Renaissance Art (1968) — The Pride of Apelles: Vives, Dürer and Bruegel (1973). (rum. 1981; span. 1982; ital. 1968; dt. in Vorbereitung)

Means and Ends. Reflections on the History of Fresco Painting (The Walter Neurath Memorial Lecture). London

Bonaventura Berlinghieri's Palmettes. In: Journal of the Warburg and Courtauld Institutes, 39, S. 234—236

Einleitung zu: Homage to Kokoschka. Prints and Drawings lent by Reinhold, Count Bethusy-Huc. Ausstellungskatalog des Victoria and Albert Museums, London, S. 5—9

Malraux's Philosophy of Art in Historical Perspective. In: Martine de Courcel (Hrsg.), Malraux. Life and Work. London, S. 169—183 (franz. in: Martine de Courcel [Hrsg.], Malraux. Etre et Dire. Paris)

Nachruf: Otto Kurz. In: Burlington Magazine, 118, S. 29—30

1977

Hegel und die Kunstgeschichte. In: Neue Rundschau, 88, 2, S. 202—219. Auch (gekürzt) in Hans Mayer zum 19. März 1977, Stuttgart, und Hegel-Preis-Reden 1977, Stuttgart. (Nachdruck in G. Busch u. a. (Hrsg.) Gedanken und Gewissen, Frankfurt/M. 1986). (engl. in: Architectural Design 51, 1981, 84)

The Unrepentant Humanist. In: Cornell Review, 1, S. 55—67

The Museum: Past, Present and Future. In: Critical Inquiry, 3, 3, S. 449—470

Baccalaureate Address, University of Pennsylvania. In: The Pennsylvania Gazette, Oktober, S. 31—33

Dän.: Kunst og Billedssprog: Reason and Emotion (1975) — Meditations on a Hobby Horse (1951) — Art and the Language of the Emotions (1962) — Review of Charles Morris (1949) — The Visual Image (1972) — Style (1968) — Art and Self-Transcendence (1970) — Hegel and Art History (1977) — Review of Arnold Hauser (1953) — The Renaissance Concept of Artistic Progress (1955) — The Pride of Apelles (1973) — Dürer, Vives and Breughel (1973) — The Experiment of Caricature (Ch. 10 of Art and Illusion, 1960) — The Vogue of Abstract Art (1956) — Should a Museum be Active? (1968) — A Plea for Pluralism (1971)

1978

Einleitung zu: Henri Cartier-Bresson. Ausstellungskatalog des Scottish Arts Council und des Victoria and Albert Museums, S. 5—10

Einleitung zu: L'altro occhio di Polifemo. Ausstellungskatalog der Galleria d'Arte Moderna, Bologna, März—April, S. 18—19 (engl. und ital.)

On Interpreting Pictorial Art. A Comment. In: Leonardo, S. 174

Dankworte: Orden Pour le Mérite für Wissenschaften und Künste. In: Reden und Gedenkworte, 12, S. 84—86. (ital. in: Memorie dell'Accademia delle Scienze di Torino, 1978)

Gespräch mit A. Schwarz. In: Il Diaframma. (Nachdruck in: A. Schwarz, Trenta Voci sulla Fotografia, Turin, 1983, S. 133—138)

1979

The Sense of Order, A Study in the Psychology of Decorative Art, The Wrightsman Lectures. (span. 1980; dt. 1982, ital. 1984; chin. in Vorbereitung)

Ideals and Ideols. Essays on Values in History and in Art, Oxford. Darin: The Tradition of General Knowledge (1962) — In Search of Cultural

History (1969) — The Logic of Vanity Fair (1974) — Myth and Reality in German Wartime Broadcasts (1970) — Research in the Humanities: Ideals and Idols (1973) — Art and Self-Transcendence (1970) — Art History and the Social Sciences (1975) — Canons and Values in the Visual Arts: A Correspondence with Quentin Bell (1976) — A Plea for Pluralism (1971) — The Museum: Past, Present and Future (1977) — Reason and Feeling in the Study of Art (Erasmus Prize Lecture) (1975). (dt.: Die Krise der Kulturgeschichte, 1983; span. 1981; ital. 1986)

The Primitive and its Value in Art (Rundfunkvorträge). In: The Listener, 15. und 22. Febr., 1. und 8. März — 1. The Dread of Corruption, S. 242—245 — 2. The Turn of the Tide, S. 279—281 — The Priority of Pattern, S. 311—314 — 4. The Tree of Knowledge, S. 347—350

The Dream of Reason: Symbolism in the French Revolution. In: The British Journal for Eighteenth Century Studies, Herbst, S. 187—205. (ital. in: FMR, 34, 1983, S. 84—108)

Einleitung zu: Myth and Magic in the Image of the Artist (A Historical Experiment). Ernst Kris and Otto Kurz, Newhaven und London. (dt.: Die Legende vom Künstler, 1980; ital. 1980)

Bemerkungen zu J. S. Ackermann, ›Judging Art without Absolutes‹. In: Critical Inquiry, 5, 4, S. 794–795, und zu J. J. Gibson. In: Leonardo, 12, S. 174—175. Antwort auf Henry Zerner ›The Sense of Order‹. In: The New York Review of Books, 14, S. 60—61

1980

Franz Schubert e la Vienna del suo tempo. Vortrag vom 7. 12. 1978, Privatdruck durch Musicus Concentus, Florenz, S. 3—17, (engl. [revid.] in: The Yale Literary Magazine, 149, 4, Februar 1982, S. 15—36)

Four Theories of Artistic Expression. In: Architectural Association Quarterly, 12, 4, S. 14—19

Structure in Science and Art (eds. Sir Peter Medawar and JH Shelly), Proceedings of the Third CH Boehringer Sohn Symposium, held at Kronberg, Taunus, 2—5 May, 1979

Tribute to IA Richards. In: PB Review, 16, 7, II, S. 31

Oskar Kokoschka, Gedenkworte, gesprochen am 3. Juni 1980 in Bonn beim Treffen des Ordens Pour le Mérite. In: Das Parlament, 19.—26. Juli, S. 18 (Nachdruck in: Jahrbuch der Hamburger Kunstsammlungen und in: Orden Pour le Mérite: Reden und Gedenkworte, 16, 1980. (engl. in: Orbis Pictus, The Prints of Oskar Kokoschka, Santa Barbara Museum of Art, 1987)

Besprechung von: Egon Verheyden, The Palazzo del Te in Mantua. In: The Burlington Magazine, Januar, S. 70/71

1981

Sigmund Freud und die Theorie der Künste. Festvortrag zum 125. Geburtstag. In: Sigmund Freud House Bulletin, 5, 1, Wien, S. 11—25. (engl. 1984)

Order and Tolerance, Statements on the Relationship between the Natural Sciences and the Visual Fine Arts. In: Leonardo, 14, 2, S. 147

Aby Warburg. In: Dizionario Enciclopedico, Mailand

1982

The Image and the Eye, Further Studies in the Psychology of Pictorial Representation. Oxford. Darin: Visual Discovery through Art (1965) — Moment and Movement in Art (1964) — Ritualized Gesture and Expression in Art (1966) — Action and Expression in Western Art (1972) — The Mask and the Face: The Perception of Physiognomic Likeness in Life and in Art (1972) — The Visual Image (1972) — ›The Sky is the Limit‹: The Vault of the Heaven and Pictorial Vision (1974) — Mirror and Map: Theories of Pictorial Representation (1975) — Experiment and Experience in the Arts (1980) — Standards of Truth: The Arrested Image and the Moving Eye (1980) — Image and Code: Scope and Limits of Conventionalism in Pictorial Representation (1981). (dt. 1984; ital. 1985)

Spreading a Knowledge of Art. In: Il linguaggio della divulgazione. Atti del Convegno. 11./12. Februar 1982, Selezione del Reader's Digest, Mailand, S. 228—233 (Engl.), S. 234—237 (Ital.)

What I Learned from Karl Popper, (Interview mit dem Herausgeber Paul Levinson (Ed) in ›In Pursuit of Truth‹, S. 203—220, Atlantic Highlands, New Jersey

Besprechungen von: Goethe on Art. Ausgewählt und übersetzt von John Gage, London. 1980 — WD Robson-Scott, The Younger Goethe and the Visual Arts. Cambridge, 1981. In: Art History, 5, 2, S. 237—242 — Joseph Alsop, The Rare Art Traditions. Princeton University Press/ Bollinger. In: The New York Review of Books, 29, 19, S. 39—42. (dt. in: Freibeuter 16, 1983, S. 135—145

Vorwort zu: Joseph Bodonyi, Entstehung und Bedeutung des Goldgrundes in der spätantiken Gemäldekomposition, Mittenwald

Otto Kurz. In: Neue Deutsche Biographie, 13, S. 336/37

L'Ecologie des Images. Paris. Darin (übersetzt von Alain Lévêque): Le sujet de l'Orion de Poussin (1944) — La théorie artistique de la Renaissance et l'art du paysage (1953) — La psychanalyse et l'histoire de l'art (1953) — La découverte du visuel par le moyen de l'art (1965) — De la Renaissance des Lettres à la réforme des arts: Niccolo Niccoli et Filippo Brunelleschi (1967) — Le Jardin des Délices de Jérôme Bosch (1967) — Les formes en mouvement de l'eau et de l'air dans les carnets de Léonard de Vinci (1968) — Les idées de progrès et leur répercussion dans l'art (1971) — L'action et l'expression dans l'art occidental (1972) — L'image visuelle (1972) — La logique du jeu de la mode (1974) — L'histoire de l'art et les sciences sociales (1975) — Discours de réception du prix Erasme (1975)

Zweites (illustriertes) Vorwort zu der neuen japanischen Ausgabe von: Story of Art

1983

Ideal und Typus in der italienischen Renaissancemalerei, (Gerda Kenkel lecture). Opladen

Warum Denkmalpflege? First International Congress on Architectural

Conservation, University of Basle, Switzerland, März 1983, S. 21—26, printed by courtesy of the Heritage Trust. London

Raffaello: Nel V Centenario della Nascita, Il Veltro, Accademie e Biblioteche d'Italia, 51, 4—5, S. 250—258. (Engl. in: Art History, 7, 1984, S. 164—175 und 1986)

Auge macht Bild, Ohr macht Klang, Hirn macht Welt, Franz Kreuzer im Gespräch mit Ernst H. Gombrich, etc., (ORF) Wien, Frans Deuticke, S. 7—37

Psychological Aspects of the Visual Arts. In: States of Mind, conversations with psychological investigators, Hrsg.: Jonathan Miller, B.B.C. Publications, London, S. 212—231

Das Spiel mit den Dominosteinen (Beim Schreiben). In: Neue Zürcher Zeitung, Literatur und Kunst, 24. Juni, S. 36. (Nachdruck in Klett-Cotta, Das erste Jahrzehnt, 1977—1987, S. 270—273)

Verachtet mir die Meister nicht! Vom unerläßlichen Wert der Tradition für jedes künstlerische Schaffen. In: Die Presse, Samstag/Sonntag 9./10. Juli, »Zeichen der Zeit«, Wien

Nachruf: Kenneth Clark. In: The Royal Society of Literature, Reports for 1981—82 and 1982/83, S. 36—38

Besprechung von: William H. Peck, Drawings from Ancient Egypt, London 1978. In: The Journal of Egyptian Archaeology, 69, S. 192—193

1984

Tributes, Interpreters of our cultural tradition. Oxford. Darin: Focus on the Arts and Humanities (1982) — The Diversity of the Arts, The Place of the Laocoon on the Life and Work of G. E. Lessing (1957) — The Father of Art History, A Reading of the Lectures on Aesthetics of G. W. F. Hegel (1977) — Nature and Art as Needs of the Mind, The Philanthropic Ideals of Lord Leverhulme (1981) — Verbal Wit as a Paradigm of Art, The Aesthetic Theories of Sigmund Freud (1981) — The Ambivalence of the Classical Tradition, The Cultural Psychology of Aby Warburg (1966) — The High Seriousness of Play, Reflections on Homo ludens by J. Huizinga (1973) — The History of Ideas, A Personal Tribute to George Boas (1981) — The Necessity of Tradition, An Interpretation of the Poetics of I. A. Richards (bisher unveröffentlicht) — The Evaluation of Esoteric Currents, A Commemoration of the Work of Frances A. Yates (1982) — The Study of Art and the Study of Man, Reminiscences of Collaboration with Ernst Kris (1967) — The Exploration of Culture Contacts, The Services to Scholarship of Otto Kurz (1981). (ital. 1985. Die Aufsätze über S. Freud und E. Kris auch franz. im Ausstellungskatalog Vienne 1880—1938, 1986)

Brief von Edgar Wind an den Verfasser. In: London Review of Books, 6, 6. April

The Wit of Saul Steinberg. In: Art Journal, Winter 1983, S. 377—380
The Story of Art, 14. New Discoveries. Supplement S. 491—501

Il Palazzo del Te, Riflescioni su un mezzo secolo di Fortuna Critica. In: Quaderni di Palazzo Te. Juli—Dez. 1984, S. 17—21 (engl. 1986; dt. im Katalog der Ausstellung Zauber der Medusa, 1987)

Kunstwissenschaft und Psychologie in Wien vor fünfzig Jahren, 25. Internationaler Kongreß für Kunstgeschichte in Wien, 4—10, 1983, I, S. 99—104 (engl. in: Art Journal, Sommer 1984, S. 162—164)

Representation and Misrepresentation (Antwort an Murray Krieger). In: Critical Inquiry, Dezember 1984, 11, 2, S. 195—201

The Warburg Institute and H. M. Office of Works, E. H. Gombrich in Memory of Frederic Raby (Gedruckt bei The Friend's Press, Fitzwilliam Museum Cambridge, Dezember 1984)

1985

Eine kurze Weltgeschichte für junge Leser, Köln (siehe 1936)

Einleitung zu: Wilhelm Menning, Als-ob-Art, Berlin 1985

The Embattled Humanities (Address to the North of England Educational Conference, 3. Januar 1985). In: Culture Education & Society, Universities Quarterly 39, 3, 1985, S. 193—205

Image and Word in Twentieth-century Art (Vortrag am Solomon Guggenheim Museum, New York, Oktober 1980). In: Word & Image, 1, 3, 1985, S. 213—241

The Symbol of the Veil: Psychological Reflections on Schiller's Poetry, Peregrine Horden (Hrsg.), Freud and the Humanities, London & New York

Il gusto dei primitivi, Memorie dell' Istituto Italiano per gli Studi Filosofici, Neapel

Bibliographical Notes to the Third Edition of Symbolic Images, S. IX-XII. (dt. 1986)

Bibliographical Notes to the Fourth Edition of Norm and Form, S. VIII-XII. (dt. 1985)

Note to the Fourth Edition of Meditations on a Hobby Horse, S. X.

Vorwort zu: Giancarlo M. G. Scoditti, Kitawa, Iconografia e semantica in una Societa Melanesiana, Mailand

Marie-Louise von Motesiczky: Einleitung zum Katalog ihrer Ausstellung, Goethe-Institut, London

Reneszánsz Tanulmányok (Hrsg. Zádor Anna) Budapest. Darin: Leonardo's methods for working out compositions (1954) — The form of movement in water and air (1969) — Raphael's Stanza della Segnatura and the Nature of its Symbolism (1972) — The Renaissance conception of artistic progress and its consequence (1952) — The Subject of Poussin's Orion (1944) — Aby Warburg zum Gedächtnis (1966)

(Mit Jill Tilden) Desert Island Objects: Prof. Sir Ernst Gombrich chooses, The V. & A. Album 4, S. 214—252

1986

Sind eben alles Menschen gewesen: Zum Kulturrelativismus in den Geisteswissenschaften. Akten des VII. Internationalen Germanisten-Kongresses Göttingen 1985. Vol I, Ansprachen, Plenarvorträge, S. 17—28, Tübingen (ital. in: Mondoperaio, 1986, S. 70—76; engl. in: Critical Inquiry, 1987)

Vorwort zu: Olive Renier and Vladimir Rubinstein, Assigned to Listen. Veröffentlicht durch: B.B.C. External Services (s. auch S. 75—82)

New Light on Old Masters. Studies in the Art of the Renaissance IV. Oxford und Chicago. Darin: Vorwort — Giotto's Portrait of Dante? (1979) — Leonardo on the Science of Painting: Towards a Commentary on the ›Trattato della Pittura‹ (1982, überarb.) — Leonardo and the Magicians: Polemics and Rivalry (1982 übersetzt) — Ideal and Type in Italian Renaissance Painting (1983 übersetzt) — Raphael: A Quincentennial Address (1983) (1984 übersetzt) — The Ecclesiastical Significance of Raphael's ›Transfiguration‹ (1981) — ›That Rare Italian Master‹, Giulio Romano, Court Architect, Painter and Impresario (1981) — Architecture and Rhetoric in Giulio Romano's Palazzo del Te (1984, überarb.) — Michelangelo's Cartoon in the British Museum (bisher unveröffentlicht). (span. 1987)

A Note on Giorgione's ›Three Philosophers‹. In: Burlington Magazine, Juli, S. 488

Besprechung von: Martin Jesinghausen-Lauster, Die Suche nach der symbolischen Form. Der Kreis um die Kulturwissenschaftliche Bibliothek Warburg (Saecula Spiritualia 13). Baden-Baden 1985. In: Kunstchronik, 39, 8. August, S. 286—294

Kokoschka in his Time (Tate Modern Masters), Vortrag an der Tate Gallery, 2. Juli

1987

Reflections on the History of Art: Views and Reviews. Richard Woodfield (Hrsg.) Oxford. Darin: Vorwort — The Art of the Greeks (1966) — Chinese Landscape Painting (1980) — Tribal Styles (1972) — A Medieval Motif (1981) — Expressions of des ait (1978) — The Impact of the Black Death (1953) — New Revelations on Fresco Painting (1969) — Kenneth Clark's ›Piero della Francesca‹ (1952) — The repentance of Judas (1959) — Seeking a Key to Leonardo (1965) — Leonardo in the History of Science (1968) — The Marvel of Leonardo (1982) — Michelangelo's last Paintings (1977) — The Rhetoric of Attribution — a cautionary Tale (1978) — The Worship of ancient Sculpture (1981) — Patrons and Painters in Baroque Italy (1963) — Dutch Genre Painting (1985) — Mapping and Painting in the Netherlands in the Seventeenth Century (1983) — The Mastery of Rubens (1978) — On Rembrandt (1970) — Adam's House in Paradise (1973) — Painted Anecdotes (1967) — The Whirligig of Taste (1976) — The Anatomy of Art Collecting (1982) — The Claims of Excellence (1968) — The Meaning of Beauty (1950) — The Beauty of old Towns (1965) — Dilemmas of Modern Art Criticism (1968) — A Theory of Modern Art (1966) — Malraux on Art and Myth (1960) — Freud's Aesthetics (1966) — Anhang: Signs, Language and Behaviour (1949)

Beitrag zum Katalog Der Maler Gerhart Frankl (1901—65), Historisches Museum der Stadt Wien, März

Besprechung von: Francis Haskell, Past and Present in Art and Taste. In: New York Review of Books, 34, 2, S. 25—27

Einleitung zu: Katalog Alfred Werner, London, Juli

Nachruf: Elizabeth Gilmore Holt. In: Burlington Magazine, Juni

Fotonachweis

Athen, Nikos Kontos Abb. 1
Cambridge, Fitzwilliam Museum Abb. 37, 38
Gauting bei München, Studio Koppermann Abb. 30
Köln, Robert Berger (Alinari-Fotos) Abb. 2—4, 10, 18, 19, 25, 29, 31
Köln, Archiv DuMont Buchverlag Abb. 5, 6, 8, 15—17, 20, 21, 23, 24, 26, 28, 32, 33, 39, 42, 43, 49—51, 54, 55, 58—60
Kopenhagen, Thorvaldsens Museum Abb. 44
London, Archiv des Verfassers Abb. 12, 13
London, British Museum Abb. 34
London, Courtauld Institute Abb. 61, 62
London, National Gallery Abb. 7
London, Wallace Collection Abb. 22, 40, 52
London, Warburg Institute Abb. 28, 36, 46, 47, 53, 57
London, Victoria & Albert Museum Abb. 9, 14
Mailand, Archivio Fotografico dei Civici Musei Abb. 27
New York, Museum of Modern Art Abb. 45
Paris, Photographie Giraudon Abb. 48
Paris, Service photographique des musées nationaux Abb. 35, 41
Tassin, Georges Kriloff Abb. 56
Toledo (USA), Museum of Art Abb. 11

Für Ihre Notizen:

Für Ihre Notizen:

Für Ihre Notizen:

Für Ihre Notizen:

Für Ihre Notizen:

Für Ihre Notizen:

Für Ihre Notizen:

Für Ihre Notizen:

Für Ihre Notizen: